Die Beiträge dieses Kompendiums geben die Meinung und Erfahrungen der genannten Autoren wieder, nicht aber unbedingt die der MSD SHARP & DOHME GMBH.

Hinsichtlich der erwähnten Arzneimittel wird ausdrücklich auf die Gebrauchs- bzw. Fachinformationen der jeweiligen Hersteller verwiesen.

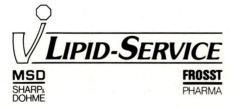

P. Allhoff   U. Laaser   J. Heinrich

Kompendium der Lipid-Studien

Mit 6 Abbildungen und 13 Tabellen

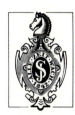

Springer-Verlag
Berlin Heidelberg New York London
Paris Tokyo Hong Kong Barcelona

Peter Allhoff, F.S.S.
Arbeitsgemeinschaft für interdisziplinäre Gesundheitsforschung
Imbach 27, D-5090 Leverkusen 3

Prof. Dr. Ulrich Laaser, MPH
Universität Bielefeld
Interdisziplinäre Arbeitsgruppe Gesundheitswissenschaften
Universitätsstraße 25, D-4800 Bielefeld 1

Dr. Joachim Heinrich
Bergische Universität Gesamthochschule Wuppertal
Arbeitssicherheit und Umweltmedizin
Gaussstraße 20, D-5600 Wuppertal 1

ISBN 3-540-53318-4 Springer-Verlag Berlin Heidelberg New York
ISBN 0-387-53318-4 Springer-Verlag New York Berlin Heidelberg

Druck- und Bindearbeiten: Druckhaus Beltz, Hemsbach/Bergstr.
25/3145-543210 – Gedruckt auf säurefreiem Papier

Inhaltsverzeichnis

Cholesterin – der "jüngste" Risikofaktor!

Das epidemiologische Konzept kardiovaskulärer Risikofaktoren, die wesentlich für einen beschleunigten Ablauf arteriosklerotischer Prozesse verantwortlich sind, ist durch die über vierzigjährige Forschung seit dem Beginn der Framingham-Studie 1948 (Dawber 1980) immer wieder bestätigt worden. Kritisch war für einige Zeit die Konstellation der entscheidenden – der sog. primären – Risikofaktoren. Seit der Veröffentlichung des Endberichtes zum Pooling-Projekt 1978 (The Pooling Project Research Group 1978) besteht aber Einigkeit darüber, daß systolische und diastolische Hypertonie, Zigarettenrauchen und eine Hypercholesterinämie das relative Risiko für das Eintreten kardiovaskulärer Ereignisse überwiegend determinieren. Seit den siebziger Jahren wurden daher zunehmend Interventionsstudien zur Reduzierung bestehender Risikofaktoren durchgeführt, z.T. in der Form kontrollierter klinischer Großversuche, z.T. auf Bevölkerungsebene (sog. Gemeindestudien, oft mit primärpräventiver Komponente). Denn erst durch die, zumindest teilweise, experimentelle Reversion des koronaren oder zerebrovaskulären Risikos läßt sich das endgültige Argument für eine kausale Rolle der primären Risikofaktoren gewinnen (Tabelle 1).

Der Einstieg in diese letzte entscheidende Beweisführung für eine ursächliche Rolle der Risikofaktoren begann 1967 mit der erfolgreichen Durchführung der Veterans Administration Study (Veterans Administration Cooperative Study Group 1967) zur medikamentösen Behandlung erhöhter Blutdruckwerte. Die

Tabelle 1. Stufen der epidemiologischen Beweisführung (nach Stamler 1978)

Statistische Assoziationen sind i. S. einer Ursache-Wirkungs-Beziehung zu interpretieren, wenn

1) es sich um enge und gestufte Assoziationen handelt,
2) die zeitliche Abfolge dem Erklärungsmodell entspricht,
3) die Assoziationen sich gleichartig in mehreren Studien finden und als unabhängig von anderen Faktoren erweisen,
4) ihre Voraussagekraft hoch ist und bei der Übertragung auf andere Populationen nicht wesentlich an Stärke einbüßt,
5) die epidemiologischen Forschungsergebnisse in Einklang mit anderen (z.B. pathophysiologischen) Untersuchungen stehen und sich auf plausible pathogenetische Modelle beziehen,
6) das Risiko durch gezielte - therapeutische - Intervention experimentell reduziert werden kann.

1

wenig später unter der Ägide der WHO begonnene Clofibrat-Studie zur Cholesterinsenkung brachte dagegen ambivalente Ergebnisse mit einem Rückgang der Herzinfarktrate bei gleichzeitiger Zunahme der Gesamtmortalität (durch Nebenwirkungen des eingesetzten Cholesterinsenkers). Während immer neue kontrollierte klinische Studien die Ergebnisse der Veterans-Administration-Studien zur Blutdruckkontrolle bestätigten (Laaser, Wenzel & Allhoff 1988), konnte die Lipid-Hypothese mangels ausreichend wirksamer und nebenwirkungsarmer Substanzen vorerst durch Behandlungsstudien nicht überzeugend belegt werden. Den entscheidenden Wandel brachten erst zwei Therapiestudien mit völlig neuen pharmakologischen Substanzen: der Lipid-Research-Clinics Trial mit Colestyramin und die Helsinki-Studie mit Gemfibrozil. Insofern ist es zutreffend, wenn Cholesterin als der "jüngste" Risikofaktor bezeichnet wird: Die Hypercholesterinämie ist der letzte primäre Faktor, für den die therapeutische Reversibilität überzeugend nachgewiesen werden konnte, sie ist mit Sicherheit nicht der unwichtigste.

Die meisten wissenschaftlichen Hypothesen nehmen sogar eine dominante Rolle der Hypercholesterinämie (i.e.S. das an Low-Density-Lipoprotein oder LDL gebundene Cholesterin) bei der multifaktoriell bestimmten Arteriosklerose an. Läsionen der Gefäßintima werden zwar durch einen Hypertonus oder auch durch Nikotin bzw. Kohlenmonoxid-bedingten Sauerstoffmangel hervorgerufen, aber erst die Transformierung von Monozyten in einem mit LDL-Cholesterin angereicherten Blut ermöglicht ihnen wahrscheinlich die Haftung am geschädigten Endothel und die Bildung subintimaler Nester, in denen Cholesterin weiter angereichert und die Proliferation der umliegenden glatten Muskelzellen induziert wird (McGill 1980). Das Aufbrechen dieser subintimalen Agglomerationen in das Gefäßlumen hinein führt schließlich zu den bekannten atheromatösen Plaques, an die sich gefäßverschließende Thromben mit der Folge des Infarkts anlagern. Damit ist auch die in der Genese des Myokardinfarkts besonders hervortretende Schlüsselstellung des Risikofaktors Cholesterin weitgehend erklärbar, während vor allem bei der hämorrhagisch bedingten Apoplexie wegen der viel schwächeren Wandstruktur der Zerebralgefäße die Hypertonie dominiert; dementsprechend manifestierten sich die interventiven Effekte bei den meisten klinischen Hypertoniestudien viel deutlicher in einem Rückgang der Apoplexie-Inzidenz und weniger in einer signifikanten Reduktion der Herzinfarktrate (Ausnahme: Hypertension Detection and Follow-up Program (Hypertension Detection and Follow-Up Program Cooperative Group 1979)).

Die epidemiologische Beweislast gegen das Cholesterin i. S. der ersten fünf in Tabelle 1 genannten Kriterien ist erdrückend. Heyden (1985) hat sie schon 1985 wie folgt zusammengefaßt:

1) die ausnahmslose Übereinstimmung in den Ergebnissen aller epidemiologischen Studien mit dem Fehlen von ischämischen Herzerkrankungen bei Bevölkerungen mit niedrigen Cholesterinspiegeln und epidemischem Auftreten der IHK bei Bevölkerungen mit mäßig bis stark erhöhten Cholesterinspiegeln,
2) die statistische und biologische Signifikanz der Zusammenhänge von La-

2

borbefund (Hypercholesterinämie) und Erkrankung (Myokardinfarkt) bei genetisch und nicht genetisch bedingten Stoffwechselstörungen,

3) die Dosis-Wirkungs-Beziehung im pharmakologischen Sinn zwischen Höhe des Cholesterinspiegels und Schweregrad der klinischen Manifestation der Koronarerkrankung, z.B. relativ höchste Serumcholesterinkonzentrationen in einer Bevölkerung bei Männern, die später am plötzlichen Herztod sterben,

4) die Präzision der Voraussagbarkeit der letal verlaufenden ischämischen Herzerkrankungen aufgrund von Cholesterinbestimmungen z.B. an 6000 Männern in der 7-Länder-Studie oder 5000 Frauen und Männern in Framingham,

5) die Reproduzierbarkeit des pathophysiologischen Geschehens im Tierexperiment bis zu erfolgreichen Regressionsversuchen an Rhesusaffen,

6) die Unabhängigkeit der Cholesterinwerte von anderen gleichzeitig existierenden Risikofaktoren für die Entwicklung der ischämischen Herzerkrankung in Multivarianzanalysen,

7) die Beweiskraft der medikamentös-diätetischen Intervention, d.h. die Senkung der Cholesterinspiegel und nachfolgende Reduktion der letalen und nichtletalen Infarkt- und Reinfarkt-Raten, der Angina pectoris und der Koronar-Bypass-Operationen z.B. in der Lipid-Research-Clinics-Study (CPPT). Dieser Effekt ist bereits zwei bis vier Jahre nach erfolgreicher Cholesterinsenkung zu sehen, d.h. Beweis für die primäre Prävention,

8) die koronarangiographischen Befunde aus randomisierten, prospektiven Langzeitstudien, die (bei strikter Diäteinhaltung ohne Medikamente) einen Stillstand der sonst immer progressiv verlaufenden Koronaratherosklerose

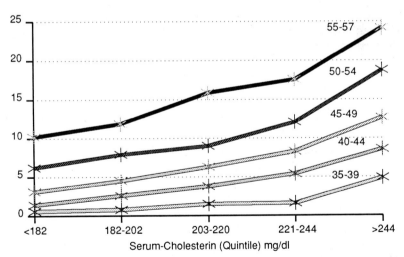

Abb. 1. 6-Jahres-Mortalität für koronare Herzkrankheit pro 1000 in Abhängigkeit vom Gesamtcholesterin (nach Stamler et al. 1986)

Tabelle 2. Verteilung der Gesamtcholesterin-Werte im Nationalen Untersuchungssurvey 1984-86 (DHP) (nach Hoffmeister et al. 1988)

	men					women				
	25-29 years	30-39 years	40-49 years	50-59 years	60-69 years	25-29 years	30-39 years	40-49 years	50-59 years	60-69 years
N	283	533	710	522	337	252	528	643	466	376
Total Cholesterol (mg/dl)										
5. Percentile	141	154	160	170	167	141	140	155	188	190
Median	199	219	237	240	241	198	206	221	259	263
95. Percentile	271	302	329	323	337	286	289	308	336	349
Mean	202	222	241	242	245	204	210	225	260	266
Standard Deviation	38.6	45.1	47.8	44.2	51.5	41.5	41.1	42.7	46.8	46.6
Prevalence/100 subjects										
Risk Groups:										
200 to <250 mg/dl	39	43	44	44	39	36	41	49	36	27
250 to <300 mg/dl	10	20	29	31	30	10	13	18	37	46
≥ 300 mg/dl	1	5	9	9	12	3	2	6	20	20
Total ≥ 200 mg/dl	50	68	82	84	81	49	56	73	93	93

bei einer signifikanten Anzahl von mit Placebo behandelten Patienten belegen, d.h. Beweis für die sekundäre Prävention.

Abb. 1 zeigt auf der Grundlage der umfassendsten bisher zur Verfügung stehenden Datenbasis aus der MRFIT-Studie das Ansteigen des koronaren Risikos in Abhängigkeit vom Spiegel des Gesamtcholesterins im Serum. Die Zunahme liegt für verschiedene Altersgruppen zwischen dem 2- bis 4fachen, verglichen mit dem jeweils niedrigsten Quintil der Verteilung. Aus Tabelle 2 wird das verhältnismäßig hohe Niveau der Cholesterinspiegel in der deutschen Bevölke-

Tabelle 3. Mittelwerte des Gesamtcholesterins bei Männern mit und ohne KHK im Pooling-Projekt und in der PROCAM-Studie (nach Laaser & Allhoff 1989)

	Gesamtcholesterin		
Alter	mit KHK	ohne KHK	Differenz
40-44	253	233	20
45-49	251	234	17
50-54	251	236	15
55-59	243	234	10
PROCAM	241	223	19

4

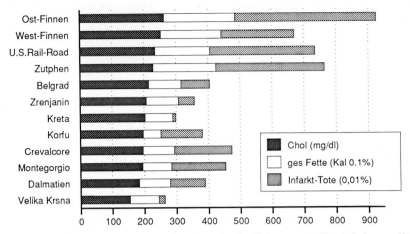

Abb. 2. Gesamtcholesterin und gesättigte Fette in der Nahrung und Herzinfarktmortalität in der 7-Länder-Studie (nach Blackburn 1979)

rung deutlich (Erhebungen des Nationalen Gesundheitssurveys). Tabelle 3 gibt die Differenzwerte von bis zu 20 mg/dl Mittelwertunterschied zwischen Männern mit und ohne Infarkt im amerikanischen Pooling-Projekt und in einer deutschen Population (Laaser & Allhoff 1989) wieder. Abb. 2 belegt mit Daten aus der 7-Länder-Studie den engen Zusammenhang zwischen dem Anteil gesättigter Fette in der Nahrung, dem Serumcholesterin und der Herzinfarkt-Mortalität. Aus Tabelle 4 (Laaser & Allhoff 1989) ergibt sich, daß die 15%ige Senkung eines erhöhten Cholesterinspiegels in jüngeren Altersgruppen eine bis zu 50%ige Senkung der koronaren Infarktinzidenz bewirken könnte. Erreicht wurden z.B. in der schon o.e. Helsinki-Studie (Frick et al. 1987) bei 40-55 Jahre alten Männern 34% bei einer Reduktion der Cholesterinspiegel um 8%.

Tabelle 4. Maximal erreichbare KHK-Inzidenz-Senkung bei amerikanischen Männern (in %) unter Vorgabe einer 15%-igen Reduktion des Gesamtcholesterins (nach Laaser & Allhoff 1989)

Alter	Ausgangs-Cholesterinspiegel (mg/dl)		
	260	300	340
35-39	44	48	52
40-44	39	43	47
45-49	34	38	41
50-54	29	33	35
55-59	24	27	29
60-64	18	21	23
65-69	13	14	16
70-74	7	8	9

Tabelle 5. Abfolge von Forschungsschritten bei der Entwicklung der kardiovaskulären Prävention (nach Laaser, Wenzel & Allhoff 1988)

Forschungsphase	Teilgruppen	Gesamtbevölkerung
I.		
Forschung zur Ursachenklärung	pathophysiol. Untersuchungen und Laborexperimente	epidemiologische Beobachtungsstudien
II.		
Forschung über die Effekte	kontrollierte klinische Versuche	bevölkerungsmedizinische Interventionsstudien
III.		
Forschung zur Übertragbarkeit	Qualitätssicherung in der Versorgung von Hoch-Risiko-Gruppen	Monitoring von Programmen zur Primärprävention und Gesundheitserziehung/-förderung

Der gegenwärtige wissenschaftliche Diskussionsstand zur Lipidhypothese kann entsprechend der Übersicht in Tabelle 5 so charakterisiert werden: Die Forschungsstufen I und II können als weitgehend abgeschlossen angesehen werden. Worauf es jetzt ankommt, ist die Stufe III mit anwendungsorientierter Forschung zur Qualitätssicherung in der Versorgung von Risikoprobanden und in der Primärprävention.

Die größte bisher durchgeführte Studie zur Übertragbarkeit wurde 1988 in Bielefeld mit über 24 000 Probanden abgeschlossen (Allhoff & Laaser 1989a, b). Dabei zeigte sich, daß 76% der erwachsenen Bevölkerung Werte über 200

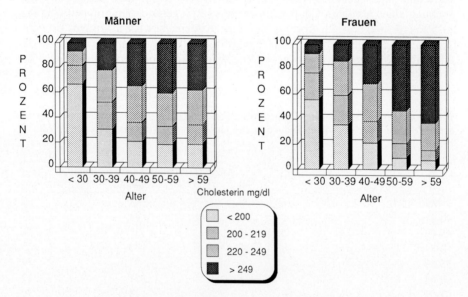

Abb. 3. Verteilung der Cholesterinwerte (nach Allhoff & Laaser 1989a)

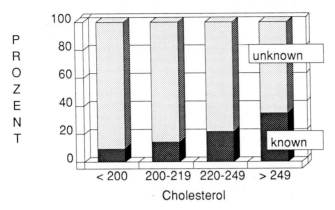

Abb. 4. Bekanntheit des Cholesterinwertes (nach Allhoff & Laaser 1989a)

mg/dl aufwies, 37% Werte von 250 mg/dl u. m.; die Verteilung für die einzelnen Altersgruppen bei Männern und Frauen zeigt Abb. 3. Nur 23% kannten ihren Cholesterinspiegel (vergl. Abb. 4). In Behandlung waren auch bei Werten von 250 mg/dl u. m. nur knapp 20%. Von 55 Bielefelder Allgemeinärzten und Internisten (entsprechend 52,4% aller Bielefelder Ärzte in diesen Kategorien) veranlassen nur 42% eine Cholesterin-Bestimmung bei allen neuen Patienten, ebenfalls nur 42% ordnen eine LDL-Bestimmung bei erhöhtem Gesamtcholesterin an (Abb. 5). Dagegen werden weitere kardiovaskuläre Risikofaktoren wie Blutdruck, Blutzucker, Harnsäure und Gewicht bei über 90% der Hypercholesterinämiker bestimmt. Unklar scheint nach wie vor die Festlegung des Grenzwertes für den Beginn einer Verordnung von Lipidsenkern (Abb. 6).

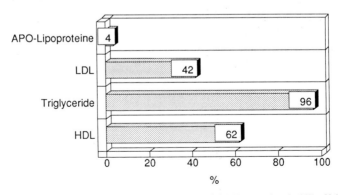

Abb. 5. Bestimmung zusätzlicher Parameter bei erhöhten Lipid-Werten (nach Allhoff & Laaser 1989a)

7

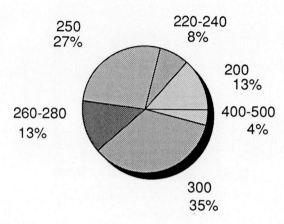

250
27%

220-240
8%

200
13%

400-500
4%

260-280
13%

300
35%

Abb. 6. Grenzwerte für die Verordnung von Lipidsenkern (nach Allhoff & Laaser 1989a)

Hier sollten die neuesten Richtlinien des nationalen amerikanischen Cholesterin-Erziehungsprogramms (1988) der National Institutes of Health größere Klarheit schaffen (Tabelle 6). Allerdings wurde für den europäischen Bereich der obere Grenzwert nicht wie von den Amerikanern auf 240, sondern auf 250 mg/dl festgelegt (European Atherosclerosis Society 1987). Tabelle 7 gibt den korrespondierenden Diätvorschlag der American Heart Association wieder. Die interventive Durchsetzung einschlägiger Ernährungsumstellungen ist um so wichtiger als Lipidsenker i. allg. erst ab 240 bzw. 250 mg/dl eingesetzt werden sollen (ausgenommen LDL-Werte über 190 mg/dl), der größte Anteil der hypercholesterinämisch bedingten Übersterblichkeit aber auf mäßig erhöhte Cholesterinwerte zwischen 200 und 250 mg/dl zurückzuführen ist (sog. Präventionsparadoxon, vergl. Tabelle 8). Rose (1985) hat daher neben einer Hochrisiko-

Tabelle 6. Richtlinien des nationalen Cholesterin-Erziehungsprogramms (nach Gotto 1990)

Serumcholesterin	Risiko	Empfehlung
<200 mg/dl	niedrig	Alle 5 Jahre Cholesterinbestimmung wiederholen.
200-239 mg/dl ohne KHK oder andere Risikofaktoren	grenzwertig erhöht	Diätetische Einschränkung von gesättigten Fetten, Cholesterin und falls übergewichtig, Kalorien empfehlen. Lipoproteinprofil wünschenswert.
200-239 mg/dl mit KHK oder wenigstens zwei anderen Risikofaktoren	hoch	Lipoproteinprofil durchführen. Therapieziele beruhen auf LDL-Cholesterin. Mit Diät beginnen. Falls LDL-Cholesterin trotz Diät > 190 mg/dl bleibt, Medikamente verordnen.
>240 mg/dl	hoch	Wie oben.

Tabelle 7. Diätempfehlungen der American Heart Association für die Behandlung der Hyperlipidämie (nach Gotto 1990)

Nährstoff	Empfohlene Menge	
	Stufe-I-Diät	Stufe-II-Diät
Gesamtfett	weniger als 30% der Gesamtkalorienzahl	
gesättigte Fettsäuren	weniger als 10% der Gesamtkalorienzahl	weniger als 7% der Gesamtkalorienzahl
mehrfach ungesättigte Fettsäuren	bis zu 10% der Gesamtkalorienzahl	
einfach ungesättigte Fettsäuren	10-15% der Gesamtkalorienzahl	
Kohlenhydrate	50-60% der Gesamtkalorienzahl	
Protein	10-20% der Gesamtkalorienzahl	
Cholesterin	weniger als 300 mg/Tag	weniger als 200 mg/Tag
Gesamtkalorienzahl	um erwünschtes Gewicht zu erreichen u. zu erhalten	

strategie der Patientenbehandlung auch eine Bevölkerungsstrategie mit allgemeiner Ernährungsumstellung empfohlen. Dies erfordert allerdings eine kommunale Orientierung der verschiedensten präventiven Programme auf der Angebotsseite (Fleischer, Bäcker, Supermärkte, Kantinen), in der Verbraucherberatung und -aufklärung (öffentliche Medien, Produktmarketing, Kochbücher u.a.) sowie auch der ärztlich zu verantwortenden Früherkennung und -behandlung. In der Bundesrepublik wird gegenwärtig eines der international größten gemeindeorientierten Präventionsprogramme dieser Art, die Deutsche Herz-Kreislauf-Präventionsstudie (DHP), durchgeführt, dessen Halbzeitergebnisse nach 4 von insgesamt 8 Jahren (Deutsche Herz-Kreislauf-Präventionsstudie 1989) einen Erfolg dieser umfassenden Interventionen auf Bevölkerungsebene erwarten lassen (8%ige Verminderung der Herz-Kreislauf-Sterblichkeit im Vergleich zum nationalen Durchschnitt).

Tabelle 8. Präventionsparadox, Exzeßrisiken für Cholesterin (nach Laaser & Allhoff 1989)

Quintile	Gesamtcholesterin (mg/dl)	Standardized Incidence Ratio (SIR)	Relatives Risiko	Exzeßrisiko (%)
I und II	< 218	66	1,0	-
III	218-240	78	1,2	13
IV	240-268	129	2,0	55
V	> 268	158	2,4	32

9

Literatur

Allhoff P, Laaser U (1989a) Cholesterin-Programm Bielefeld 1988. Epidemiologie, Band 2. IDIS, Bielefeld

Allhoff P, Laaser U (1989b) Management erhöhter Cholesterinwerte in der Praxis – Ergebnisse einer Befragung niedergelassener Primärärzte. Klin Wochenschr 67:1147

Blackburn H (1979) Diet and mass hyperlipidemia: a public health point of view. In: Levy RI et al. (eds) Nutrition, lipids and coronary heart disease. New York

Dawber, TR (1980) The Framingham Study. Harvard University Press, Cambridge

Deutsche Herz-Kreislauf-Präventionsstudie (1989) Risikobelastung: Deutliche Verschlechterung. MMW (Extrablatt 86)

European Atherosclerosis Society (1987) Strategies for the prevention of coronary heart disease. Europ Heart J 8:77

Frick MH, Elo O, Haapa K et al. (1987) Helsinki Heart Study: primary prevention trial with gemfibrozil in middle-aged men with dyslipidemia. N Engl J Med 317:1237

Gotto AM (1990) KHK-Risiko durch gleichzeitig bestehende Hypercholesterinämie und Hypertonus: Klinische Aspekte und Überlegungen. Lipid Review 2:9

Heyden S (1985) Blutlipide und Ernährung. Pmi-Verlag, Frankfurt

Hoffmeister H, Stolzenberg H, Schön D et al. (1988) Nationaler Untersuchungs-Survey und regionale Untersuchungs-Surveys DHP. DHP Forum Band 2

Hypertension Detection and Follow-Up Program Cooperative Group (1979): Five-year findings of the hypertension detection and follow-up program. JAMA 242/23:2526

Laaser U, Allhoff P (1989) Grundlagen für die Abschätzung des durch erhöhten Gesamtcholesterin-spiegel bedingten Herzinfarktrisikos in der Bundesrepublik. Soz Präventivmed Suppl. 1:S5

Laaser U, Wenzel H, Allhoff P (1988) Kardiovaskuläre Interventionsstudien: Probleme und Perspekti-ven. In: Schölmerich P et al. (Hrsg) Präventive Medizin. Akademie der Wissenschaften und der Literatur, Mainz. Gustav Fischer, Stuttgart

Mc Gill MC Jr (1980) Morphologic development of the atherosclerotic plaque. In: Lauer RM et al. (eds) Childhood prevention of atherosclerosis and hypertension. Raven Press, New York

The Pooling Project Research Group (1978) Relationship of blood pressure, serum cholesterol, smoking habit, relative weight and ECG abnormalities to incidence of major coronary events: final report. J Chronic Dis 31:201

Rose G (1985) Sick individuals and sick populations. Int J Epidem 14/1:32

Stamler J (1978) Life styles, major risk factors, proof and public policy. Circulation 58:3

Stamler J, Wentworth D, Neaton JD (1986) Is relationship between serum cholesterol and risk of premature death from coronary heart disease continous and graded? JAMA 256:2823

Veterans Administration Cooperative Study Group (1967) Effect of treatment on morbidity in hyper-tension. JAMA 202:1028

All-Union Cooperative Study of Multifactorial Prevention of Ischaemie Heart Disease

Studienfragestellung	Prüfung der Möglichkeiten, die Herz-Kreislauf-Morbidität und -Mortalität durch die Beeinflussung des Bluthochdruckes, des Zigarettenrauchens, der Hypercholesterinämie, des Übergewichtes und der geringen physischen Aktivität zu senken
Federführung	L.V. Chazova, Research Institute Preventive Cardiology, Moskau, UDSSR
Laufzeit	5 Jahre
Status	abgeschlossen
Studienart	Interventionsstudie
Zielpopulation	Männer im Alter von 40-59 Jahren aus 7 Städten
Stichprobengröße	6619 Probanden wurden untersucht, von diesen 1778 nachuntersucht (1120 als Interventionsgruppe, 658 als Kontrollgruppe)
Design	In 7 sowjetischen Städten wurden jeweils 2 Gebiete definiert, aus denen alle Männer im Alter von 40-59 Jahren zu einem Screening eingeladen wurden. Die Zuordnung zur Interventionsgruppe erfolgte willkürlich. Nach einem 4jährigen Interventionsprogramm wurden die Effekte durch den Vergleich mit einer Kontrollgruppe bewertet.
Einschlußkriterien	Zugehörigkeit zu einem poliklinischen Einzugsgebiet
Intervention	Nichtmedikamentöse Einflußnahme durch Einzel- und Gruppengespräche mit Internisten und Psychologen und Gesundheitsberatung; Patienten mit Hy-

pertonie oder ischämischer Herzkrankheit wurden in ein spezielles Dispensairesystem aufgenommen.

Prüfvariablen/-kriterien Hypertonie, Rauchen, Cholesterin, Körpergewicht

Beobachtungszeitraum 5 Jahre

Ergebnisse Die Hypertoniehäufigkeit konnte um 5% (von 24,8 auf 19,8%) und die Raucherprävalenz um 10% (von 40,1% auf 30,6%) gesenkt werden, während in der Vergleichsgruppe signifikante Veränderungen nicht festgestellt wurden. In beiden Gruppen war ein tendenzieller Anstieg des Körpergewichtes nachweisbar. Die Cholesterinwerte blieben im Beobachtungszeitraum nahezu konstant.

Literatur Chazova LV, Shishova AM, Gronow VL (1988) Risk factors dynamics in multifactorial prevention of ischemic heart disease. Cor Vasa 30:11-17

Anti-Coronary Club Program

Studienfragestellung	Führt die Befolgung einer cholesterinsenkenden Ernährung zu einer Reduktion der Inzidenz an koronarer Herzkrankheit?
Federführung	G. Christakis, New York City Department of Health, New York, USA
Laufzeit	1957-1963
Status	abgeschlossen
Studienart	Interventionsstudie
Zielpopulation	Experimentalgruppe: freiwillige Männer im Alter von 40-59 Jahren Kontrollgruppe: freiwillige Männer, die an einer Krebsvorsorgeuntersuchung teilnahmen
Stichprobe	Vollerhebung; die Beteiligung betrug in der Kontrollgruppe etwa 30%.
Stichprobengröße	Experimentalgruppe: 814 Kontrollgruppe: 463
Ausschlußkriterien	klinische Zeichen einer koronaren Herzkrankheit (n=277)
Abbrüche	290 der 814 Probanden waren auf Dauer nicht kooperativ
Intervention	Diät: 30-33 kcal% aus Fetten, P/S-Quotient: 1,25-1,5, vitaminreich, Reduktionskost bei Übergewichtigen, Nahrungscholesterin:< 400 mg/d
Prüfvariablen/-kriterien	Cholesterin, Koronarfälle
Beobachtungszeitraum	5 Jahre

Ergebnisse

Die Diät senkte den Cholesterinspiegel signifikant. Darüber hinaus bestanden nach 4jähriger Studienlaufzeit statistisch signifikante Unterschiede zwischen Interventions- und Kontrollgruppe in der Prävalenz von Übergewicht, Hypertonie und Hypercholesterinämie sowie in der Inzidenz der koronaren Herzkrankheit.

Literatur

Christakis G, Rinzler SH, Archer M, Kraus A (1966) Effect of the Anti-Coronary Club Program on coronary heart disease risk factor status. JAMA 198:597-604

Association of Serum Lipids and Obesity with Cardiovascular Mortality

Studienfragestellung	Gibt es Beziehungen zwischen Herz-Kreislauf-Sterblichkeit und verschiedenen Risikofaktoren wie Triglyzeriden, Cholesterin, Relativgewicht und Zigarettenrauchen?
Federführung	R. Pelkonen, Third Department of Medicine, University of Helsinki, Helsinki, Finnland
Laufzeit	1965-1972
Status	abgeschlossen
Studienart	prospektive Studie
Zielpopulation	Männer im Alter von 50-53 Jahren, die in den Jahren 1965/66 eine Lebensversicherung für mindestens 10 Jahre abgeschlossen hatten; von den 5454 Männern beteiligten sich 39,7% an der Studie; von 1648 lagen am Ende alle erforderlichen Befunde vor.
Stichprobe	Vollerhebung
Stichprobengröße	1648 Männer
Design	prospektiv
Einschlußkriterien	Kunden einer Lebensversicherungsgesellschaft
Intervention	keine
Prüfvariablen/-kriterien	Gesamt- und Herz-Kreislauf-Mortalität
Beobachtungszeitraum	7 Jahre
Statistische Methoden	multiple logistische Diskriminanzanalyse

Ergebnisse   Serumtriglyzeride, Cholesterin und Rauchen waren unabhängig voneinander assoziiert mit der Herz-Kreislauf-Sterblichkeit. Das Herz-Kreislauf-Risiko war bei Triglyzeriden erst ab einem Schwellenwert von 1,7 mmol/l erhöht. Das galt in gleicher Weise für alle Cholesterin- und Relativgewichtsstrata. Übergewicht beeinflußte die Sterblichkeit nur bei gleichzeitigem Auftreten von erhöhten Lipiden. Dagegen war Rauchen ein unabhängiger Risikofaktor. Rauchende Männer mit erhöhten Triglyzeriden und Übergewicht hatten das höchste Herz-Kreislauf-Risiko.

Literatur   Pelkonen R, Nikkilä EA, Koskinen S, Penttinen K, Sarna S (1977) Association of serum lipids and obesity with cardiovasculär mortality. Br Med J 2:1185-1187

The Atherosclerotic Risk in Communities (ARIC) Study

Studienfragestellung   Untersuchungen zur Ätiologie und zum natürlichen Verlauf der Arteriosklerose, zur Ätiologie der klinischen, degenerativen arteriosklerotischen Erkrankungen, Messung der zeitlichen Veränderung kardiovaskulärer Risikofaktoren, der medizinischen Betreuung und der Morbidität in Abhängigkeit von Rasse, Geschlecht und geographischer Lage

Federführung   O.D. Williams, ARIC Coordinating Center, School of Public Health, University of North Carolina, Chapel Hill, USA

Laufzeit   1986-

Status   nicht abgeschlossen

Studienart   prospektive Studie

Zielpopulation   Kohortenstudie: Je 4000 Erwachsene im Alter von 45-65 Jahren aus 4 regional abgegrenzten nordamerikanischen Regionen.
Überwachungsprogramm: 279000 Einwohner im Alter von 35-74 Jahren der 4 Untersuchungsgebiete

Stichprobe   Zufallsauswahl der Kohorte

Design   multizentrisch, Interview während eines initialen Hausbesuches, Einladung zu einer klinischen Untersuchung – einschließlich Ultraschalldiagnostik der Karotiden und der A. poplitea, Lipid- und Apolipoproteinbestimmung, jährliche telefonische Kontaktaufnahme

Intervention   keine

Prüfvariablen/-kriterien tödliche koronare Herzkrankheit

Beobachtungszeitraum	jeweils 2-3 Jahreszyklen
Ergebnisse	Bisher liegen neben bevölkerunsgweiten Mortalitätsanalysen vorläufige Ergebnisse der ersten Untersuchungsstufe der Kohortenstudie vor. Die Klassierung der Gesamtcholesterin- und Triglyzeridwerteverteilungen nach den Empfehlungen der Europäischen Atherosklerose Gesellschaft im Hinblick auf weiterführende Diagnostik und Therapie ergab einen Anteil von 76 % bei den Frauen, bei denen eine entsprechende Intervention angezeigt ist. Nur 24 % der Frauen zeigten dementsprechend Cholesterin- und Triglyzeridwerte unter 200 mg/dl. Untersuchungsergebnisse der männlichen Studienteilnehmer wurden bisher nicht mitgeteilt.
Literatur	The ARIC Study Investigators (1989) The Atherosclerosis Risk in Communities (ARIC) Study: design and objectives. Am J Epidemiol 129:687-702
	The ARIC Study Investigators (1989) The decline of ischaemic heart disease mortality in the ARIC Study communities. Int J Epidemiol 18 (Suppl 1):S88-S98

Basel-Studie

Studienfragestellung	Welcher Zusammenhang besteht zwischen dem Blutfettspiegel und Ernährungsgewohnheiten bei Kindern?
Federführung	R. Bruppacher, Abteilung für Sozial- und Präventivmedizin, Universität Basel, Basel, Schweiz
Laufzeit	1973
Status	abgeschlossen
Studienart	Querschnittsstudie
Zielpopulation	33 von 99 achten Klassen der Basler Schulen
Stichprobe	1/3 Zufallsauswahl
Stichprobengröße	711 Schüler (86% Beteiligung)
Design	randomisiert
Intervention	keine
Prüfvariablen/-kriterien	Cholesterin und Triglyzeride
Statistische Methoden	Kreuzklassifikation
Ergebnisse	Zwischen Cholesterin bzw. Triglyzeriden und Ernährungsgewohnheiten konnten keine deutlichen Abhängigkeiten festgestellt werden.
Literatur	Bruppacher R, Ritzel G (1975) Ernährungsgewohnheiten und Blutfettspiegel bei Adoleszenten. Sozial Präventivmed 20:220-221

The Bogalusa Heart Study

Studienfragestellung	Natürlicher Verlauf der Arteriosklerose bei Kindern in Abhängigkeit von Lipidverteilungsmustern
Federführung	G.S. Berenson, Louisiana State University Medical School, New Orleans, USA
Laufzeit	1973-
Status	Teilergebnis
Studienart	prospektive Studie
Zielpopulation	Kinder im Alter von 5-14 Jahren, die in Bogalusa wohnen
Stichprobe	Vollerhebung
Stichprobengröße	3524 Kinder (93% aller Kinder), 1840 Jungen, 1684 Mädchen; insgesamt lagen von 3182 Kindern Lipidwerte vor.
Einschlußkriterien	Nüchternheit für 12-14 Stunden vor der Untersuchung
Intervention	keine
Prüfvariablen/-kriterien	Lipide
Beobachtungszeitraum	1 Jahr
Ergebnisse	Mädchen hatten höhere Werte der β- und Prä-β-Lipoproteine und niedrigere α-Lipoproteinwerte als Jungen. In den untersuchten Altersbereichen war eine Zunahme der Prä-β-Lipoproteine, eine Abnahme der β-Lipoproteine zu beobachten. Die α-Lipoproteinkonzentration korrelierte negativ mit den β- und Prä-β-Lipoproteinen. Die Häufigkeit der Hyperlipo-

20

proteinämie war bei Kindern sehr gering. Schwarze Kinder hatten signifikant höhere Cholesterinmittelwerte und niedrigere Triglyzeridemittelwerte als weiße Kinder. In beiden Rassen hatten Mädchen höhere Triglyzeridkonzentrationen als Jungen. Die Cholesterinmittelwerte waren bis zum Alter von 12 Jahren altersunabhängig und fielen danach geringfügig ab. Die Triglyzeride stiegen mit dem Alter an, ausgenommen bei den farbigen Mädchen.

Literatur

Srinivasan SR, Frerichs RR, Webber LS, Berenson GS (1976) Serum lipoprotein profile in children from a biracial community. Circulation 54:309-318

Frerichs RR, Srinivasan SR, Webber LS, Berenson GS (1976) Serum cholesterol and triglyceride levels in 3,446 children from a biracial community. Circulation 54:302-309

The British Regional Heart Study

Studienfragestellung	Welche Rolle spielen Lipide bei der Vorhersage der ischämischen Herzkrankheit?
Federführung	A.G. Shaper, Department of Clinical Epidemiology and General Practice, Royal Free Hospital School of Medicine, London, England
Laufzeit	1978-1987
Status	Zwischenergebnisse
Studienart	prospektive Studie
Zielpopulation	Männer im Alter von 40-59 Jahren
Stichprobe	zufällig ausgewählte Patienten aus 24 Arztpraxen
Stichprobengröße	Ursprünglich wurden 7735 Männer untersucht, im Beobachtungszeitraum erkrankten bzw. verstarben 443 Personen an ischämischer Herzkrankheit
Design	Erstuntersuchung in den Jahren 1978-1980; Langzeitbeobachtung über 8 Jahre bzgl. Morbidität und Mortalität
Intervention	keine
Prüfvariablen/-kriterien	tödliche und nichttödliche ischämische Herzerkrankungen
Beobachtungszeitraum	im Mittel 7,5 Jahre
Statistische Methoden	Kovarianzanalyse, multiples logistisches Modell
Ergebnisse	Männer der höchsten Quintilen der Cholesterinverteilung (> 7,2 mmol/l) hatten ein 3,5fach höheres Risiko einer ischämischen Herzerkrankung als jene

der niedrigsten Cholesterinquintilen (< 5,5 mmol/l) unter Ausschaltung anderer Risikofaktoren als Störfaktoren. Das analog berechnete relative Risiko betrug für das HDL 2,0 und für Triglyzeride 1,3.

Literatur

Pocock SJ, Shaper AG, Phillips AN (1989) Concentration of high density lipoprotein cholesterol, triglycerides, and total cholesterol in ischaemic heart disease. Br Med J 298: 998-1002

Cardiovascular Disease Risk Factor Study in Oppland

Studienfragestellung	Gibt es eine Beziehung zwischen Kaffeekonsum und Serumcholesterin?
Federführung	K. Solvoll, Section for Dietary Research, Institute for Nutrition Research, University of Oslo, Oslo, Norway
Laufzeit	1976-1978
Status	abgeschlossen
Studienart	Querschnittsstudie, Teilstudie der Cardiovascular Disease Study in Norwegian Counties
Zielpopulation	Bevölkerung im Alter von 20-49 Jahren von Oppland
Stichprobe	10%ige Zufallsstichprobe der 20- bis 34jährigen; Vollerhebung der 35- bis 49jährigen (14018 Männer, 13769 Frauen) Beteiligungsrate: 90% bzw. 94%
Stichprobengröße	11912 Männer und 12328 Frauen
Ausschlußkriterien	Cholesterin über 13 mmol/l (13 Männer und 9 Frauen)
Intervention	keine
Statistische Methoden	schrittweise multiple lineare Regression, Kreuzklassifikation, t-Test,
Ergebnisse	Es zeigten sich statistisch signifikante, positive Korrelationen zwischen Serumcholesterin und Kaffeekonsum. Die Ernährungsgewohnheiten der Personen mit hohem Kaffeekonsum unterschieden sich von jenen mit seltenem Kaffeegenuß durch eine höhere Energieaufnahme und Fettzufuhr und einen niedri-

geren P/S-Quotienten. Die Beziehung konnte sowohl bei Männern als auch bei Frauen beobachtet werden, obgleich nur 20% der Variabilität des Kaffeekonsums durch andere Ernährungs- und Verhaltensvariablen erklärt werden konnten. Der Verzehr von Butter korrelierte positiv mit dem Serumcholesterinspiegel.

Literatur

Solvoll K, Selmer R, Loken EB et al. (1989) Coffee, dietary habits, and serumcholesterol among men and women 35-49 years of age. Am J Epidemiol 129:1277-1288

Cholesterin-Programm Bielefeld 1988

Studienfragestellung Wie hoch ist die Prävalenz erhöhter Cholesterinwerte in der Bevölkerung? Wieviele der im Screening auffälligen Personen suchen zur Abklärung bzw. zur Behandlung einen Arzt auf? Welche Therapie wird eingeleitet?

Federführung P. Allhoff, Arbeitsgemeinschaft für interdisziplinäre Gesundheitsforschung, Leverkusen, Bundesrepublik Deutschland

Laufzeit 1988

Status abgeschlossen

Studienart Querschnittsstudie

Zielpopulation Erwachsene Personen (z.T. in Betrieben)

Stichprobe Freiwillige

Stichprobengröße 24317 Personen (50% Betriebsangehörige)

Design Im Rahmen von öffentlichen Werbeaktionen wurden der Bevölkerung in Bielefeld für 3 Monaten kostenlose Cholesterin-Bestimmungen angeboten. Zusätzlich wurden in Betrieben gleichzeitig solche Untersuchungen durchgeführt. Die verwendeten Dokumentationsbögen enthielten Abschnitte, auf dem der Arzt weitere Diagnostik und Therapie eintragen konnte. Die Paginierung dieser Blätter ermöglichte eine Zusammenführung der Personendaten. Ergänzt wurden diese Untersuchungen durch eine Befragung aller niedergelassenen Primärärzte zur Diagnostik und Therapie der Lipid-Auffälligen sowie durch eine Befragung von Betriebsangehörigen zur Befolgung der Empfehlungen des Screening-Personals.

26

Ausschlußkriterien	Personen unter 18 Jahre
Intervention	keine
Prüfvariablen/-kriterien	Gesamtcholesterin, Arztbesuch
Statistische Methoden	deskriptive Statistik
Ergebnisse	Die Prävalenz für Gesamtcholesterin (Grenzwert 250 mg/dl) lag insgesamt bei 37% bei mit dem Alter steigender Tendenz. Rund 70% dieser Personen (etwa ein Viertel aller Gescreenten) kannten ihren (erhöhten) Cholesterinwert nicht, 80% (über 30% aller Personen, die am Screening teilgenommen hatten) waren deshalb bisher nicht in ärztlicher Behandlung. Bis zu 2/3 dieser Personen folgten den Empfehlungen des Screeningspersonals und suchten einen Arzt auf. Insgesamt stellte sich ein Screening auf Hypercholesterinämie als gut akzeptiert und zumindest in Betrieben als effektiv dar.
Literatur	Allhoff P, Laaser U (1989) Cholesterin-Programm Bielefeld 1988. IDIS, Bielefeld

Cholesterol Lowering Atherosclerosis Study (CLAS)

Studienfragestellung	Prüfung des Effekts von lipidsenkender Therapie auf den Verlauf der Koronarsklerose
Federführung	D.H. Blankenhorn, USA
Laufzeit	1983-1986
Status	abgeschlossen
Studienart	Interventionsstudie
Zielpopulation	männliche Patienten, die sich einer Bypass-Operation unterzogen hatten
Stichprobe	Vollerhebung
Stichprobengröße	162 Männer (1. Gruppe 80 Pat., 2. Gruppe 82 Pat.)
Design	zufällige Aufteilung auf beide Gruppen, einfach blind, Koronarangiographie zu Beginn und nach 2 Jahren
Einschlußkriterien	koronarer Bypass, Eingangscholesterin 4,8-9,1 mmol/l, Nichtraucher, Normotoniker
Intervention	1. Gruppe 30g Colestipol plus 3-12g Nikotinsäure pro Tag sowie lipidsenkende Diät entsprechend Phase II der Empfehlungen der American Heart Association; 2. Gruppe nur lipidsenkende Diät
Prüfvariable/-kriterien	Koronarangiographie, Lipide
Beobachtungszeitraum	2 Jahre
Ergebnisse	Bei Gruppe 1 konnte eine Senkung des LDL um 43% bzw. eine Anhebung des HDL um 37% beobachtet werden. Die Diätgruppe erreichte nur geringe

Verbesserungen der Lipidwerte. Die medikamentöse Therapie führte dazu, daß sich bei 61% der Patienten die Koronarsklerose nicht verschlechterte. In der Diätgruppe konnte die Stabilität bei knapp 39% der Patienten erreicht werden.

Literatur

Blankenhorn DH, Nessim SA, Johnson RL, Sanmarco ME, Azen SP, Cashin-Hemphill L (1987) Beneficial effects of combined colestipol-niacin therapy on coronary atherosclerosis and coronary venous bypass grafts. JAMA 257:3233-3240

Cholesterol-Lowering Effects of Psyllium Hydrophilic Mucilloid

Studienfragestellung	Prüfung des Effektes von Psyllium auf den Serumcholesterinspiegel als Ergänzung zu einer fettarmen Diät
Federführung	L.P. Bell, Department of Medicine, Heunepin County Medical Center, Minneapolis, USA
Laufzeit	1988
Status	abgeschlossen
Studienart	klinische Studie
Zielpopulation	Patienten mit moderaten Lipiderhöhungen (50.-90. Perzentile) im Alter von 24-68 Jahre
Stichprobe	Zufallsauswahl
Stichprobengröße	38 Männer, 37 Frauen
Design	Erstuntersuchung und Diätempfehlung (6 Wochen), Beibehaltung der Diät (6 Wochen), Randomisierung und anschließend Behandlungsphase (16 Wochen), doppelblind, plazebokontrolliert
Ausschlußkriterien	Triglyzeride über 3,39 mmol/l, Übergewicht über 30%, positive Herzinfarktanamnese, koronare Herzkrankheit, metabolische, renale, hepatische oder gastrointestinale Erkrankungen, bekannte allergische Reaktion auf Psyllium, aktuelle Einnahme von Kortikosteroiden, Thiazid, Beta-Blockern, Östrogen, Progesteron, Antibiotika, Lipidsenkern
Intervention	Diätempfehlungen (30% Energie aus Fetten, 55% der Energie aus Kohlenhydraten, 15% aus Eiweiß, Nahrungscholesterinaufnahme unter 300 mg/die) 3,4 g Psyllium 3mal täglich vor jeder Mahlzeit

Prüfvariablen/-kriterien	Serumlipide, Lipoproteine
Beobachtungszeitraum	20 bzw. 28 Wochen
Statistische Methoden	Varianzanalyse, Wilcoxon-Rang- und Vorzeichen-Test, gepaarter t-Test
Ergebnisse	Verglichen mit dem Plazebo wurde durch Psyllium eine zusätzliche Senkung des Gesamtcholesterins um 4,8%, des LDL-Cholesterins um 8,2% und des Apolipoprotein B um 8,8% erreicht. Nebenwirkungen wurden nicht beobachtet.
Literatur	Bell LP, Hectorne K, Reynolds H, Balm TK, Huminghake DB (1989) Cholesterol-lowering effects of Psyllium Hydrophilic Mucilloid. JAMA 261:3419-3423

Colestipol in Hypercholesterolemic Patients

Studienfragestellung	Führt die tägliche Einnahme von Colestipol zu einer Senkung des Koronarrisikos?
Federführung	A.E. Dorr, Department of Biostatistics, The Upjohn Company, Kalamazoo, USA
Laufzeit	1969-1973
Status	abgeschlossen
Studienart	randomisierte plazebo-kontrollierte, multizentrische klinische Studie, einfach blind
Zielpopulation	Patienten mit Hypercholesterinämie älter als 18 Jahre
Stichprobe	In den Jahren 1969-1973 wurden aus 108 Kliniken Patienten mit Hypercholesterinämie als potentielle Studienteilnehmer ausgewählt.
Stichprobengröße	1-Jahres-Behandlung: 768 Patienten, 2-Jahres-Behandlung: 596 Patienten, 3-Jahres-Behandlung: 914 Patienten
Design	In einer 6wöchigen Vorbehandlungsphase erhielten alle Patienten ein Plazebo. Danach erfolgte die zufällige Aufteilung in Gruppen, die über 1, 2 oder 3 Jahre behandelt wurden.
Einschlußkriterien	Während der 6wöchigen Vorphase mußte der Cholesterinspiegel bei 2 von 3 Messungen den Grenzwert von 250 mg/dl übersteigen.
Ausschlußkriterien	Frauen im gebärfähigen Alter, Medikamenteneinnahme (Steroide oder andere Hormone, Antikoagulanzien, lipidsenkende Mittel), Hyperthyreoidismus, Leber-, Nieren- oder hämatologische Erkrankungen

Intervention	5 g Colestipol oder 2 g Plazebo dreimal täglich vor den Mahlzeiten; Einnahme in Flüssigkeiten, im ersten Jahr betrug der Abstand zwischen zwei ärztlichen Konsultationen 1 Monat, später 2 Monate.
Prüfvariablen/-kriterien	Lipide, Todesursachen
Beobachtungszeitraum	1 bis 3 Jahre
Statistische Methoden	Sterbe-Tafel-Methode
Ergebnisse	Nach einem Monat sank das Cholesterin in der Colestipolgruppe um 32 mg/dl, in der Plazebogruppe um 1 mg/dl. In der gesamten Beobachtungsperiode lag die Cholesterinsenkung in der Colestipolgruppe bei 37 mg/dl und in der Plazebogruppe bei 7 mg/dl. Colestipol rief keine ernsthaften Nebenwirkungen hervor. Die Koronarsterblichkeit und die Gesamtsterblichkeit (bei bereits ursprünglich bestehendem Koronarleiden) waren bei Männern in der Colestipolgruppe gesenkt. Bei Frauen unterschieden sich die Mortalitätsraten am Ende der Untersuchung nicht.
Literatur	Dorr AE, Gundersen K, Schneider JC, Spencer TW, Martin WB (1987) Colestipol hydrochloride in hypercholesterolemic patients - effect on serum cholesterol and mortality. J Chrom Dis 31: 5-14

The Collaborative Family Study

Studienfragestellung	Untersuchung von familiären Einflüssen auf die Lipide, Lipoproteine und Dislipoproteinämie
Federführung	Family Study Committee, National Heart, Lung, and Blood Institute, National Institutes of Health, Bethesda, USA
Laufzeit	1975-1978
Status	abgeschlossen
Studienart	Querschnittstudie
Zielpopulation	Von 2405 Probanden (40% Zufallsstichprobe; 60% Probanden mit Hyperlipidämie) wurden 15693 lebende Verwandte (über 10 Jahre alt) registriert und zur Untersuchung eingeladen. Die Beteiligungsrate betrug 75%.
Stichprobengröße	15693 Verwandte von 2405 ursprünglich ausgewählten Probanden
Design	Zufallsauswahl von Probanden der Lipid Research Clinics Population Studies (2%) und Probanden mit Hyperlipidämie (3%). Deren Verwandte wurden alle in die Studie einbezogen (Vollerhebung). Die Erhebung wurde in 9 nordamerikanischen Kliniken durchgeführt.
Abbrüche	Von den 20313 identifizierten Verwandten waren im Untersuchungszeitraum etwa 23% aus unterschiedlichen Gründen nicht zu erreichen
Intervention	keine
Prüfvariablen/-kriterien	Gesamtcholesterin, LDL- und VLDL-Cholesterin, Triglyzeride

Statistische Methoden	Regression und Z-Score-Methode
Ergebnisse	Über die familiären Beziehungen der Lipide wurde nur von einer Zufallsstichprobe von 858 weißen und 73 farbigen Probanden und deren 4027 weißen und 245 farbigen Verwandten berichtet. Die Korrelationen waren hochsignifikant für Gesamtcholesterin und LDL-Cholesterin und etwas geringer bei den Triglyzeriden und dem VLDL-Cholesterin bei weißen Blutsverwandten. Zu den nicht biologisch Verwandten gab es keine signifikanten Korrelationen. Diese Beziehungen zeigten sich unabhängig von Rasse, Alter und Geschlecht.
Literatur	Family Study Committee for the Lipid Research Clinics Program (1984) The Collaborative Lipid Research Clinics Program Family Study I-IV. Am J Epidemiol 119:931-996

Controlled Trial of Soya-Bean Oil in Myocardial Infarction

Studienfragestellung	Reduziert eine Diät, bei der gesättigte Fette durch mehrfach ungesättigte ersetzt wurden, die Reinfarktrate?
Federführung	J.N. Morris, M.R.C., Social Medicine Research Unit, London, England
Laufzeit	1960-1967
Status	abgeschlossen
Studienart	Kontrollierte klinische Langzeitstudie
Zielpopulation	Patienten mit Erstinfarkt, die im Zeitraum 1960-65 in 4 Londoner Kliniken stationär behandelt wurden und jünger als 60 Jahre waren.
Stichprobe	Vollerhebung
Stichprobengröße	Der Diätgruppe wurden 199, der Kontrollgruppe 194 Patienten zugeordnet.
Design	Multizentrische, randomisierte Zuordnung innerhalb der Kliniken zu Diät- und Kontrollgruppe
Ausschlußkriterien	Fettsucht, Diabetes mellitus, Syphilis, Hypertonie, kardiale Komplikationen, spezielles Diätregime, erforderliche Langzeitmedikation, mangelhafte intellektuelle Leistungsfähigkeit; 73 Patienten wurden ausgeschlossen.
Abbrüche	Bei 10 Patienten stellte sich Unverträglichkeit des Öls heraus; während der Intervention wurde der Test bei 15 Männern (4 aus der Diätgruppe; 11 aus der Kontrollgruppe) wegen einer schweren Hypertonie abgebrochen, bei 14 wegen bösartiger Neubildungen.

Intervention	Diät: drastische Senkung der gesättigten Fette; Verordnung von 85 g/die Sojaöl. Mindestens 43 g/die Sojaöl sollten nicht erhitzt aufgenommen werden, z.B. zusammen mit Fruchtsaft. Folgende Nahrungsmittel sollten nicht aufgenommen werden: Butter, Margarine, Bratfett, andere Öle, fettes Fleisch, Milch, Käse, Eier, Kuchen. Zusätzlich erhielten 174 Männer eine Reduktionskost.
Prüfvariablen/-kriterien	erneute koronare Komplikation: definitiv, wahrscheinlich, möglich
Abbruchkriterien	siehe Ausschlußkriterien
Beobachtungszeitraum	2-6 Jahre
Ergebnisse	Die Senkung des Gesamtcholesterins betrug in der Diätgruppe 22% und in der Kontrollgruppe 6%. Rezidive traten in der Diätgruppe bei 62 und in der Kontrollgruppe bei 74 Patienten auf. Der Unterschied ist nicht statistisch signifikant. Die Rezidive waren weder assoziiert mit dem Anfangscholesterinwert noch mit der Cholesterinänderung während der Diät.
Literatur	Report of a Research Committee to the Medical Research Conucil (1968) Controlled trial of soya-bean oil in myocardial infarction. Lancet 2:693-699

The Coronary Drug Project

Studienfragestellung Verhütet eine medikamentöse Behandlung weitere Herz-Kreislauf-Komplikationen und ist eine Lebensverlängerung möglich bei Patienten, die bereits an einer koronaren Herzkrankheit erkrankt sind? Welche Langzeit-Nebenwirkungen treten auf?

Federführung J. Stamler, University of Maryland, Department of Preventive Medicine, Baltimore, USA

Laufzeit 1966-1974

Status abgeschlossen

Studienart Interventionsstudie

Zielpopulation Männer im Alter von 30 bis 64 Jahren, die mindestens 1 Herzinfarkt überlebt haben

Stichprobe Vollerhebung in 53 Kliniken

Stichprobengröße Registrierung von 8341 Patienten

Design multizentrisch, randomisiert, plazebo-kontrolliert, doppelblind; Zuordnung zu 6 Behandlungsgruppen: 2,5 mg/die Östrogen (n=1101), 5,0 mg/die Östrogen (n=1119), 1,8 g/die Clofibrat (n=1103), 6,0 mg/die Dextrothyroxin (n=1110) 3,0 g/die Niacin (n=1119), 3,8 g/die Lactose-Plazebo (n=2789)

Einschlußkriterien Männer im Alter von 30 bis 64 Jahren mit mindestens einem nachgewiesenen Herzinfarkt, NYHA Klasse I oder II

Abbrüche 1 Klinik wurde geschlossen, 3 Behandlungsgruppen wurden vorzeitig wegen Nebenwirkungen beendet, (beide Östrogengruppen und die Dextrothyroxin-gruppe); nach 5 Jahren waren in den Verumgruppen und in der Plazebogruppe Abbruchanteile von 7 (Clofibrate) bis 11% (Niacin) nachweisbar.

Intervention	3 Kapseln pro Tag zu Beginn und Steigerung auf 9 Kapseln, ärztliche Konsultationen alle 4 Monate
Prüfvariablen/-kriterien	Gesamtsterblichkeit, todesursachen-spezifische Sterblichkeit, Reinfarkt, akute Herzinsuffizienz, Schlaganfall
Beobachtungszeitraum	Die minimale Behandlungszeit betrug 58 Monate, im Mittel 74 Monate
Statistische Methoden	Überlebenskurven, Cox-Methode zum Sterblichkeitsvergleich
Ergebnisse	Während der 5jährigen Behandlung kam es in der Clofibratgruppe zu einer Senkung des Cholesterins um 6,2% und der Triglyzeride um 15,6%, in der Niacingruppe um 9,6% bzw. 19,4%, während in der mit Plazebo behandelten Gruppe ein Anstieg des Cholesterins um 0,3% und der Triglyzeride um 6,7% zu beobachten war. Nach 5 Jahren sind zwischen den 3 Gruppen keine Unterschiede in der Gesamtsterblichkeit, der Herz-Kreislauf-Sterblichkeit und bezüglich anderer Endpunkte nachzuweisen. Die Studie wurde über weitere 10 Jahre fortgeführt. Nach dem 6. Behandlungsjahr zeigten sich eindeutig niedrigere Endpunktraten in der Niacingruppe; zwischen den restlichen Behandlungsgruppen bestanden keinerlei Mortalitäts- und Morbititätsunterschiede.
Literatur	The Coronary Drug Project Research group (1975) Clofibrate and niacin in coronary heart disease. JAMA 231:360-381
	Canner PL, Berge KG, Wenger NK, Stamler J, Friedman L, Prineas RJ, Friedewald W (1986) Fifteen year mortality in coronary drug project patients: long-term benefit with niacin. Am Coll Cardiol 8:1245-1255

Coronary Prevention Evaluation Program (CPEP)

Studienfragestellung	Ist es möglich koronare Risikofaktoren zu verändern und damit die Neuerkrankungsrate an koronarer Herzkrankheit zu senken?
Federführung	J. Stamler, Division of Adult Health and Aging, Northwestern University Medical School, Chicago, USA
Laufzeit	1957-1966
Status	abgeschlossen
Studienart	Interventionsstudie
Zielpopulation	Männer im Alter von 40-59 Jahren mit hohem Koronarrisiko
Stichprobe	Freiwillige
Stichprobengröße	335 Männer mit hohem Koronarrisiko
Design	Nicht doppelblind, nicht randomisiert; als Vergleichsgruppe dienten eine parallelisierte Probandengruppe aus der Peoples Gas Company Study und die Drop-out-Gruppe.
Einschlußkriterien	Cholesterin > 325 mg/dl; 2 von 3 Cholesterinmessungen über 260 und unter 325 mg/dl; Übergewicht über 15%; diastolischer Blutdruck über 95 mmHg; nichtspezifizierte T-Welle und mindestens 1 Risikofaktor; Zigarettenraucher (10 Stück/die) und mindestens ein weiterer Risikofaktor
Ausschlußkriterien	koronare Herzkrankheit, medikamentös behandelter Diabetes mellitus
Abbrüche	etwa 250 Männer nach 6 Jahren

Intervention	Beeinflussung der 5 Risikofaktoren Hypercholeste-rinämie, Übergewicht, Hypertonie, Zigarettenrau-chen, physische Inaktivität durch Änderung der Er-nährungsgewohnheiten, antihypertensive Behand-lung
Beobachtungszeitraum	3 Jahre im Mittel
Statistische Methoden	Sterbe-Tafel-Methode
Ergebnisse	Eine Senkung des Cholesterins um 16,1% für die Gesamtpopulation (n=156) und um 19,4% bei jenen Probanden mit Ausgangscholesterinwerten über 260 mg/dl (n=105) und um 32,2% bei jenen mit ur-sprünglichen Cholesterinwerten über 325 mg/dl (n=35) wurde erreicht. Das Körpergewicht und der Blutdruck wurden signifikant gesenkt. 30% der Rau-cher gaben das Zigarettenrauchen auf oder wechsel-ten auf Pfeifenrauchen. Die Endpunkthäufigkeiten wurden verglichen zwischen kooperativen Proban-den und jenen, die vorzeitig die weitere Teilnahme an der Studie verweigerten und als Interventionsef-fekte interpretiert. Die Gesamt- und Herz-Kreislauf-Sterblichkeit lag in der kooperativen Probanden-gruppe wesentlich niedriger. Der Unterschied war allerdings statistisch nicht signifikant.
Literatur	Stamler J, Berkson DM, Levinson MJ et al. (1967) A long-term Coronary Prevention Evaluation Pro-gram. Ann New York Acad Science 1022-1037

Deutsche Herz-Kreislauf-Präventionsstudie (DHP)

Studienfragestellung   Entwicklung und Einführung eines machbaren bevölkerungsorientierten Präventivprogramms; Sen-
kung der Häufigkeit kardiovaskulärer Risikofaktoren und der kardiovaskulären Morbidität und Mortalität verglichen jeweils mit der westdeutschen Bevölkerung gleichen Alters; Evaluation

Federführung   DHP-Studien-Gruppe, Wissenschaftliches Institut
der Ärzte Deutschlands, Bonn, Bundesrepublik
Deutschland

Laufzeit   1983-1991

Status   nicht abgeschlossen

Studienart   Interventionsstudie

Zielpopulation   Wohnbevölkerung von ausgewählten Kommunen in
5 Studiengebieten

Stichprobe   Vollerhebung, Zufallsstichproben aus der Einwoh-
nermeldekartei

Stichprobengröße   In den Jahren 1984-1986 wurden 4650 Probanden
untersucht und 15,741 interviewt

Design   Der erforderliche Stichprobenumfang, berechnet auf
der Basis einer 8%igen Reduktion der kardiovaskulären Mortalität über 8 Jahre, lag bei 280000 Probanden aus der Altersgruppe der 25- bis 59jährigen.
Da bei solchen bevölkerungsorientierten Präventiv-
studien ein exaktes experimentelles Design nicht
leicht zu realisieren ist, wurde entschieden, die Ge-
samtpopulation Westdeutschlands als Referenzgrup-
pe auszuwählen an Stelle von einzelnen Kommunen.
In den Interventionsgebieten und dem Referenzge-

biet wurden Gesundheitsuntersuchungen und -interviews zu Beginn, nach etwa 3,5 Jahren und nach 7jähriger Intervention durchgeführt. Dadurch sind Vergleiche zwischen Interventions- und Kontrollpopulationen zu den 3 Zeitpunkten möglich. Darüber hinaus wird die Änderung der Herz-Kreislauf Sterblichkeit beobachtet.

Intervention	Die Intervention strebte eine Veränderung von gesundheitsabträglichem Verhalten an (Rauchen, ungesunde Ernährung, physische Inaktivität) und die Einführung von gesundheitsförderndem Verhalten in das alltägliche Lebensmuster. Diese Ziele erforderten eine Einbeziehung aller bedeutsamen Personen des öffentlichen Lebens, von Gruppen, Organisationen und Vereinen sowie die Unterstützung durch die Massenmedien. Besondcrc Bemühungen wurden unternommen, um Ärzte und medizinisches Personal in die Prävention einzubeziehen.
Prüfvariablen/-kriterien	koronare Risikofaktoren, Mortalität, Herz-Kreislauf-Sterblichkeit
Beobachtungszeitraum	7 Jahre
Statistische Methoden	Regressionsmodelle
Ergebnisse	Die Untersuchungsergebnisse des Baseline Surveys ermöglichten einen Vergleich der Risikofaktorenverteilungen in Interventions- und Referenzgebiet. Die Ergebnisse des 1988-Survey zeigten eine 4%-Reduktion des kardiovaskulären Risikos im Vergleich zur Referenzpopulation. Die Dokumentation der Einführung des DHP-Interventionsprogramms in die Gemeinden sowie die große Zahl der im Rahmen der Studie trainierten Multiplikatoren deuten auf einen erfolgreichen Fortgang der DHP-Aktivitäten.
Literatur	GCP-Study Group (1988) The German Cardiovascular Prevention Study (GCP): design and methods. Europ Heart J 9:1058-1066

Diet and Its Relation to Coronary Heart Disease

Studienfragestellung	Besteht ein direkter Zusammenhang zwischen einer gewichtsreduzierenden und cholesterin-senkenden Diät und der Risikoreduktion für koronare Herzkrankheit?
Federführung	W.J. Zukel, Division of Heart and Vascular Diseases, National Institutes for Health, Bethesda, USA
Laufzeit	1965-1975
Status	abgeschlossen
Studienart	prospektive Studie
Zielpopulation	Population aus prospektiven Herz-Kreislauf-Studien: Framingham-Studie (FS), Honolulu Heart Study (HHS), Puerto Rico Heart Health Program (PRHHP)

FS: Untersuchung von 5209 Probanden im Alter von 30-62 Jahren aus Framingham im Jahre 1948. In den Jahren 1966-69 wurden bei 859 Probanden im Alter von 45-56 Jahren die Ernährungsgewohnheiten durch ein 24-Stunden-recall erfaßt.

PRHHP: Die Population besteht aus allen Männern, die in den Jahren 1900-1919 geboren wurden und in 7 ausgewählten Bezirken in der Umgebung von San Juan wohnten. In der Altersgruppe der 45- bis 64jährigen hatten 8218 Männer keine Anzeichen einer koronaren Herzkrankheit. Von denen lagen ebenso 24-Stunden-recalls vor, die in den Jahren 1965-68 erhoben wurden.

HHS: 7272 Männer im Alter von 45-64 Jahren wurden in den Jahren 1965-68 untersucht, waren frei von einer koronaren Herzkrankheit und gaben Auskunft über ihre Ernährungsgewohnheiten (24-Stunden-recall).

Stichprobe	Vollerhebung
Stichprobengröße	FS: 859; PRHHP: 8218; HHS: 7272
Design	multizentrisch, prospektiv
Einschlußkriterien	"anscheinend gesunde" Männer im Alter von 45-64 Jahren
Ausschlußkriterien	koronare Herzkrankheit, andere chronische Erkrankungen
Intervention	keine
Prüfvariablen/-kriterien	koronare Herzkrankheit, Gesamtsterblichkeit
Beobachtungszeitraum	6 Jahre
Statistische Methoden	Altersstandardisierung, logistische Regression, Störfaktoren-Kontrolle durch Berechnung von partiellen Korrelationskoeffizienten
Ergebnisse	Männer mit höherer Kalorienaufnahme oder einer größeren Energieaufnahme pro kg Körpergewicht, entwickelten seltener koronare Komplikationen (Myokardinfarkt, Koronarsterblichkeit), obwohl Männer mit höherem Körpergewicht häufiger eine koronare Herzkrankheit entwickelten. Männer mit höherem Alkoholkonsum wurden seltener herzkrank, verstarben aber früher an nichtkardiovaskulären Todesursachen. Es gibt eine inverse Beziehung zwischen Stärkeaufnahme und Cholesterin. Männer, die mehr Stärke aufnahmen, erkrankten oder verstarben zu einem geringeren Anteil an koronarer Herzkrankheit (in der FS nicht nachweisbar).
Literatur	Gordon T, Kagan A, Garcia-Palmieri M, Kannel WB, Zukel WJ, Tillotson J, Sorlie P, Hjortland M (1981) Diet and its relation to coronary heart disease and death in three populations. Circulation 63:500-515

Studienfragestellung	Einschätzung der Rolle des HDL-Cholesterins für die Entwicklung einer koronaren Herzkrankheit und Analyse der Beziehungen zu anderen koronaren Risikofaktoren
Federführung	D. Brunner, Institute of Physiological Hygiene, Edith Wolfson Hospital, Holan, Israel
Laufzeit	1964-1985
Status	abgeschlossen
Studienart	prospektive Studie
Zielpopulation	Siedler eines Kibbutz im Alter von 25-69 Jahren
Stichprobe	Kohortenstudie, ausgehend von 2633 gesunden Probanden
Stichprobengröße	1325 Frauen und 1308 Männer, 242 Koronarfälle bei Männern und 108 bei Frauen
Ausschlußkriterien	Krebserkrankung
Abbrüche	43 Probanden konnten im Längsschnitt nicht beobachtet werden
Intervention	keine
Prüfvariablen/-kriterien	überlebter Myokardinfarkt, Infarktsterblichkeit, plötzlicher Tod bei Probanden mit gesicherter koronarer Herzkrankheit
Beobachtungszeitraum	20 Jahre
Statistische Methoden	Varianzanalyse, Diskriminanzanalyse, multiple logistische Regression

Ergebnisse

Die Risikofaktoren unterschieden sich zwischen Index- und Kontrollgruppe in unterschiedlichem Maße. HDL-Cholesterin hatte den höchsten prädiktiven Wert für die Vorhersage einer koronaren Herzkrankheit im Spektrum der betrachteten koronaren Risikofaktoren.

Literatur

Livshits G, Weisbrot J, Meshulam N, Brunner D (1989) Multivariate analysis of the twenty-year follow up of the Donolo-Tel Aviv Prospective Coronary Artery Disease Study and the usefulness of high density lipoprotein cholesterol percentage. Am J Cardiol 63:676-681

Edinburgh-Stockholm Study

Studienfragestellung	Wie läßt sich die 3fach höhere Koronarsterblichkeit in Schottland bei Männern im Alter von 35-44 Jahren im Vergleich zu gleichaltrigen schwedischen Männern erklären?
Federführung	R.L. Logan, Department of Cardiology, Royal Infirmary, Edinburgh, Schottland
Laufzeit	1976
Status	abgeschlossen
Studienart	Querschnittstudie
Zielpopulation	Männer im Alter von 40 Jahren in Edinburgh und Stockholm
Stichprobe	Zufallsauswahl
Stichprobengröße	Edinburgh: 107, Stockholm: 150
Design	2 Stichproben gleichaltriger Männer wohnhaft in Stockholm bzw. in Edinburgh wurden hinsichtlich koronarer Risikofaktoren verglichen.
Intervention	keine
Prüfvariable/-kriterien	koronare Risokofaktoren
Statistische Methoden	Kolmogorov-Smirnov-Test, exakter Test nach Fisher
Ergebnisse	Die Männer aus Edinburgh waren im Vergleich zu den Probanden aus Stockholm kleiner und schwerer, hatten höhere Blutdruckwerte, rauchten häufiger Zigaretten, tranken mehr Alkohol, hatten häufiger EKG-Veränderungen und eine geringe Belastungs-

toleranz. Außerdem zeigten sie höhere Triglyzerid-
und VLDL-Werte. Die Gesamtcholesterinwerte unterschieden sich zwischen beiden Populationen
nicht.

Literatur

Logan RL, Riemersma RA, Thomson M et al.
(1978) Risk factors for ischaemic heart-disease in
normal men aged 40. Edinburgh-Stockholm Study.
Lancet 1:949-954

European Collaborative Trial of Multifactorial Prevention of Coronary Heart Disease

Studienfragestellung	Prüfung der Annahme, daß Risikofaktoren tatsächlich ursächlich sind, daß das Risiko beeinflußbar ist und daß Empfehlungen zur Verhaltensänderung akzeptiert werden
Federführung	G. Rose, London School of Hygiene and Tropical Medicine, London, England
Laufzeit	1971-1979
Status	abgeschlossen
Studienart	Interventionsstudie
Zielpopulation	60881 Männer im Alter von 40-59 Jahren aus 80 Firmen in Belgien, Italien, Polen und Großbritannien.
Stichprobe	Vollerhebung, Beteiligungsrate 86%
Stichprobengröße	30489 Probanden in der Interventionsgruppe, 26971 in der Kontrollgruppe
Design	80 Industrieunternehmen wurden ausgewählt und nach Branche und Region in Zweiergruppen unterteilt. Jeweils 1 Unternehmen aus diesen Zweiergruppen wurde zufällig ausgewählt, um an dem Präventionsprogramm teilzunehmen. Änderungen des Risikofaktorenprofils wurden durch Follow-up-Untersuchungen nach 2, 4 und 6 Jahren durch Vergleich mit der Erstuntersuchung bestimmt.
Abbrüche	Ein Kontrollunternehmen in Großbritannien wurde kurz nach Studienbeginn geschlossen (449 Probanden).

Intervention	Das Interventionsprogramm umfaßte Empfehlungen zur diätetischen Cholesterinsenkung, zur Raucherentwöhnung, zur Gewichtsreduktion, zur Steigerung der täglichen physischen Aktivität und antihypertensive Behandlung. Zusätzlich erhielten Hoch-Risiko-Fälle individuelle Beratung.
Prüfvariablen/-kriterien	koronare Risikofaktoren
Beobachtungszeitraum	6 Jahre
Statistische Methoden	Multiple logistische Regression
Ergebnisse	Die Intervention war verbunden mit einer 10,2%igen Reduktion der Inzidenz koronarer Herzkrankheiten insgesamt, mit einer Reduktion der tödlichen Infarkte um 6,9%, mit einer 14,9%igen Abnahme von nichttödlichen Herzinfarkten und mit einer 5,3%igen Reduktion der Gesamtsterblichkeit. Der Nutzen stand in signifikanter Relation zur Senkung der Risikofaktoren.
Literatur	World Health Organisation European Collaborative Group (1986) European Collaborative Trial of Multifactorial Prevention of Coronary Heart Disease: final report of the 6-year results. Lancet 1:869-872

51

Studienfragestellung	Wie ist der prädiktive Wert von Blutdruck, Cholesterin und Zigarettenrauchen für die Sterblichkeit bei farbigen Männern?
Federführung	H.A. Tyroler, Department of Epidemiology, Chapel Hill, USA
Laufzeit	1969-1980
Status	abgeschlossen
Studienart	prospektiv
Zielpopulation	farbige Männer im Alter von 40-64 Jahren, die in Evans County wohnen
Stichprobe	Vollerhebung
Stichprobengröße	322 farbige Männer, 544 weiße Männer
Design	prospektiv
Abbrüche	Bei 5,9% lagen keine Informationen über eingetretene Endpunkte vor.
Intervention	keine
Prüfvariablen/-kriterien	Gesamtsterblichkeit, Sterblichkeit an ischämischer Herzkrankheit
Beobachtungszeitraum	20 Jahre
Statistische Methoden	Kaplan-Meier-Überlebenskurven, Cox-Modell, logistische Regression
Ergebnisse	Die multivariate Analyse des kumulativen Sterblichkeitsrisikos zeigte, daß die Hauptrisikofaktoren auch

bei farbigen Männern von prädiktivem Wert sind, sowohl im Hinblick auf die Koronarsterblichkeit als auch auf die Gesamtsterblichkeit. Die Differenzen in den Risikofunktionen für Farbige und Weiße, insbesondere das Cholesterin betreffend, sind in den sozialen Unterschieden begründet: farbige Männer und weiße Männer der unteren sozialen Schicht haben ähnliche Risikofunktionen, die sich von der analogen Funktion für Weiße der höheren sozialen Schichten unterschieden.

Literatur

Tyroler HA, Knowles MG, Wing SB, Logne EE, Davis CE, Heiss G, Heyden S, Hames CG (1981) Ischemic heart disease risk factors and twenty-year mortality in middle-age Evans County black males. Am Heart J 108:738-746

The Finnish Mental Hospital Study

Studienfragestellung	Kann die Inzidenz der koronaren Herzkrankheit gesenkt werden durch eine cholesterinsenkende Diät?
Federführung	O. Turpeinen, College of Veterinary Medicine, Helsinki, Finnland
Laufzeit	1959-1971
Status	abgeschlossen
Studienart	kontrollierte klinische Studie
Zielpopulation	Patienten (n=676) im Alter von 34-64 Jahren aus zwei psychiatrischen Krankenhäusern
Stichprobe	Vollerhebung
Stichprobengröße	siehe Design
Design	Cross-over:

	Krankenhaus N	Krankenhaus K
1959-65	Diät (125)	keine Diät (90)
1965-71	keine Diät (142)	Diät (73)

	Morbidität und Mortalität wurden innerhalb der beiden Beobachtungsperioden zwischen den beiden Krankenhäusern verglichen.
Abbrüche	Etwa 12% der Patienten verließen pro Jahr die Klinik. Insgesamt verblieben 45% aller Patienten in einer Beobachtungsperiode in der Studie. Am Cross-over waren 53% aller Probanden beteiligt.
Intervention	Diät: wenig gesättigte Fette und Cholesterin, viel mehrfach ungesättigte Fette

Prüfvariablen/-kriterien	koronare Herzkrankheit (EKG), Koronartod
Beobachtungszeitraum	2 x 6 Jahre
Statistische Methoden	exakter Test nach Fisher, t-Test
Ergebnisse	Durch die fettmodifizierte Diät kam es zu einer beträchtlichen Cholesterinsenkung. Die Inzidenz der koronaren Herzkrankheit, definiert durch EKG-Veränderungen oder durch den Koronartod, lag in beiden Krankenhäusern während der Diätperiode etwa bei der Hälfte der jeweiligen Vergleichsgruppe. Dieser Unterschied war nicht durch Störfaktoren zu erklären. Es wurde geschlußfolgert, daß die Anwendung einer cholesterinsenkenden Diät einen wesentlichen präventiven Effekt auf die koronare Herzkrankheit hat.
Literatur	Turpeinen O, Karvonen M, Pekkarinen M, Miettinen M, Elosno R, Paavilainen E (1979) Dietary prevention of coronary heart disease: The Finnish Mental Hospital Study. Int J Epidemiol 8:99-118

The Framingham Offspring Study

Studienfragestellung	Prüfung der Beziehung zwischen koronaren Risikofaktoren, insbesondere Cholesterinsubfraktionen und Herz-Kreislauf-Komplikationen
Federführung	P.W. Wilson, Epidemiology and Biometry Program, The National Heart, Lung, and Blood Institute, Bethesda, USA
Laufzeit	1971-1975
Status	Zwischenergebnis
Studienart	Als prospektive Studie angelegt; zunächst wurden nur Ergebnisse der Querschnittsanalyse vorgelegt.
Zielpopulation	Nachkommen und Verwandte der Nachkommen der originalen Framingham-Population, Männer und Frauen im Alter von 35-54 Jahren.
Stichprobe	Vollerhebung
Stichprobengröße	1688 Nachkommen der Framingham-Population und 918 Verwandte der Nachkommen wurden untersucht. Von den 1312 Männern waren zur Erstuntersuchung 43 an einer koronaren Herzkrankheit und 26 an Myokardinfarkt erkrankt. Von den 1296 Frauen waren es 11.
Intervention	keine
Prüfvariablen/-kriterien	koronare Herzkrankheit, Myokardinfarkt
Statistische Methoden	Mantel-Haenzel-Test, multiple logistische Regression
Ergebnisse	Die univariate Analyse ergab einen strengen Zusammenhang zwischen der Prävalenz der koronaren

Herzkrankheit mit dem Alter, dem Zigarettenrauchen, dem HDL, dem LDL und dem Gesamtcholesterin. Bei multivariater Analyse verlor lediglich das Gesamtcholesterin das signifikante Einflußniveau.

Literatur

Wilson PW, Garrison RJ, Castelli WP, Feinleib M, McNamara PM, Kannel WB (1980) Prevalence of coronary heart disease in the Framingham Offspring Study: role of lipoprotein cholesterol. Am J Cardiol 46:649-654

HDL in the Framingham Study

Studienfragestellung	Prüfung des Effektes von HDL-Cholesterin auf das Risiko an einer koronaren Herzkrankheit zu erkranken
Federführung	T. Gordon, National Heart, Lung, and Blood Institute, Bethesda, USA
Laufzeit	1968-1974
Status	Teilstudie abgeschlossen
Studienart	prospektive Studie
Zielpopulation	Framingham Population, Nachuntersuchung in den Jahren 1968 bis 1971, Alter: 49-82 Jahre
Stichprobe	Vollerhebung
Stichprobengröße	2815 Probanden; von 1025 Männern erkrankten 79 und von 1445 Frauen 63 an einer koronaren Herzkrankheit.
Design	prospektiv
Einschlußkriterien	Probanden ohne koronare Herzkrankheit zu Beginn der Studie
Intervention	keine
Prüfvariablen/-kriterien	koronare Herzkrankheit
Beobachtungszeitraum	4 Jahre
Statistische Methoden	logistisches Modell
Ergebnisse	HDL-Cholesterin stellte sich als der potenteste Risikofaktor sowohl bei Männern als auch bei Frauen

dar. Die Wirkung war unabhängig von anderen Lipiden und anderen Risikofaktoren. LDL-Cholesterin hatte eine schwächere Beziehung zur Inzidenz der koronaren Herzkrankheit. Eine prognostische Bedeutung ergab sich für Triglyzeride nur bei Frauen und nur dann, wenn andere Lipidfraktionen außer acht gelassen werden. In dem untersuchten Altersbereich hatte das Gesamtcholesterin keine Bedeutung für die Inzidenz der koronaren Herzkrankheit.

Literatur

Gordon T, Castelli WP, Hjortland MC, Kannel WB, Dawber TR (1977) High density lipoprotein as a protective factor against coronary heart disease. Am J Med 62:707-714

Gesundenuntersuchung der Stadt Wien

Studienfragestellung Häufigkeit und Verteilung von Cholesterin- und Triglyzeriderhöhungen in einer gesunden Erwachsenenpopulation

Federführung F. Gabl, I. Medizinische Universitätsklinik Wien, Wien, Österreich

Laufzeit 1974

Status abgeschlossen

Studienart Querschnittsstudie

Zielpopulation Wiener Erwachsenenbevölkerung

Stichprobe freiwillige Probandenauswahl

Stichprobengröße 1001 Frauen, die morgens nach 12stündigem Fasten zur Blutentnahme kamen; 707 Männer und 1298 Frauen, die 6-8 Stunden nach einem leichten Frühstück untersucht wurden

Design Im Rahmen der Gesundenuntersuchung der Stadt Wien, zu der alle Einwohner eingeladen wurden, erfolgte u.a. die Bestimmung des Cholesterins und der Triglyzeride.

Abbrüche keine

Intervention keine

Prüfvariablen/-kriterien Cholesterin, Triglyzeride

Statistische Methoden Häufigkeitsverteilung, lineare Regression

Ergebnisse Cholesterin und Triglyzeride stiegen bis zum Alter von 60-70 Jahren an und fielen danach ab. Beide

Lipide stiegen mit zunehmendem Körpergewicht an – unabhängig vom Alter. 21,7% der nüchternen Frauen hatten Triglyzeridwerte über 200 mg/dl oder Cholesterinwerte über 300 mg/dl.

Literatur

Bayer PM, Gabl F, Schmack H, Zyman H (1975) Vorsorgeuntersuchung Hyperlipidämie. Wien Klin Wochenschr 87:756-759

The Göttingen Risk, Incidence, and Prevalence Study (GRIPS)

Studienfragestellung	Ist eine Verbesserung der Früherkennung von Patienten mit erhöhtem Risiko für Koronasklerose und Myokardinfarkt möglich?
Federführung	D. Seidel, Abteilung für klinische Chemie, Universität Göttingen, 3400 Göttingen, Bundesrepublik Deutschland
Laufzeit	1982-1985
Status	Zwischenergebnisse
Studienart	prospektive Studie
Zielpopulation	männliche Beschäftigte eines Industrieunternehmens im Alter von 40-59 Jahren
Stichprobe	Vollerhebung
Stichprobengröße	6079 Männer nahmen an der Erstuntersuchung teil. Nach 3 Jahren beantworteten 5878 (97%) einen Fragebogen zur Registrierung von Herz-Kreislauf-Komplikationen. Abzüglich jener Probanden mit Ausschlußfaktoren verblieben 5020 Männer in der Längsschnittanalyse; unter ihnen 40 innerhalb der Beobachtungszeit erstmals an Myokardinfarkt erkrankte Männer und 4980 gesundgebliebene Vergleichsprobanden
Design	prospektiv
Ausschlußkriterien	sekundäre Endpunkte (siehe Prüfvariable!) zur ersten Untersuchung
Abbrüche	Von den 6029 erstuntersuchten Männern konnten 3% nicht weiter beobachtet werden.

Intervention	keine
Prüfvariablen/-kriterien	primärer Endpunkt: tödlicher und nichttödlicher Myokardinfarkt; sekundärer Endpunkt: andere Herz-Kreislauf-Krankheiten und Sterblichkeit (Myokardinfarkt ausgenommen)
Beobachtungszeitraum	3 Jahre
Statistische Methoden	direkte Standardisierung, Cox-Regressionsmodell, Mantel-Haenzel-Test
Ergebnisse	Es bestand eine signifikante Beziehung zwischen Infarktinzidenz und LDL-Cholesterin (r=0,25). Ebenfalls signifikant, aber schwächer ausgeprägt waren die Beziehungen zum Alter (r=0,19), Apo B (r=0,20), HDL-Cholesterin (r=-0,09), Apo-A1 (r=-0,09), systolischen Blutdruck (r=0,07) und zur Glukosekonzentration (r=0,07). Für Body Mass Index, diastolischer Blutdruck, Harnsäure, Triglyzeride und VLDL konnten keine signifikanten Korrelationen zur Infarktinzidenz nachgewiesen werden.
Literatur	Cremer P, Elster H, Labrot B, Kruse B, Muche R, Seidel D (1988) Incidence rates of fatal and nonfatal myocardial infarction in relation to the lipoprotein profile. Klin Wochenschr 66 (Suppl XI):42-49

Studienfragestellung	Ist das HDL-Cholesterin ein unabhängiger koronarer Risikofaktor?
Federführung	D.J. Gordon, Lipid-Metabolism-Atherogenesis Branch, NHLBI, Bethesda, USA
Laufzeit	1969-1986
Status	abgeschlossen
Studienart	prospektiv
Zielpopulation	The Framingham Heart Study (FHS): Bewohner Framinghams, 11. Untersuchungszyklus, Alter: 50-69 Jahre
	Lipid Research Clinics Prevalence Mortality Follow-up Study (LRCF): Hyperlipidämiker, Alter: 30-69 Jahre
	Lipid Research Clinics Coronary Primary Prevention Trial (CPPT): Freiwillige mit hohem LDL-Cholesterinspiegel, Alter: 35-59 Jahre, Diät-Plazebogruppe
	The Multiple Risk Factor Intervention Trial (MRFIT): Freiwillige mit hohem koronaren Risiko, Alter: 35-57 Jahre
Stichprobengröße	FHS: 704 Männer, 714 Frauen
	LRCF: 3937 Männer, 2297 Frauen
	CPPT: 1808 Männer
	MRFIT: 5792 Männer
Intervention	FHS: keine
	LRCF: keine
	CPPT: Diät und Plazebo
	MRFIT: übliche Versorgung

Prüfvariablen/-kriterien	koronare Herzkrankheit, kardiovaskuläre Erkrankungen, Gesamtsterblichkeit
Beobachtungszeitraum	Beobachtungszeit (Jahre im Mittel) FHS 10,3 LRCF 8,5 CPPT 7,7 MRFIT 6,7
Statistische Methoden	Hazards Modell, Logistische Regression
Ergebnisse	Eine Zunahme des HDL-Cholesterins um 1 mg/dl entspricht einer signifikanten Senkung der koronaren Herzkrankheit um 2% bei den Männern (FHS, CPPT, MRFIT) und um 3% bei den Frauen (FHS). Bezogen auf tödliche Ereignisse erhöhte sich diese quantitative Relation auf eine prozentuale Inzidenzsenkung um 3,7% bei Männer und 4,7% bei Frauen (LRCF). HDL-Cholesterin hatte keine wesentlichen Beziehungen zur nicht-kardiovaskulär bedingten Sterblichkeit. Es gab in allen 4 Studien eine inverse Beziehung zwischen HDL-Cholesterin und koronarer Herzkrankheit.
Literatur	Gordon DJ, Probstfield JL, Garrison RJ, Neaton JD, Castelli WP, Knoke JD, Jacobs DR, Bangdiwala S, Tyroler HA (1989) High-density lipoprotein cholesterol and cardiovascular disease. Circulation 79:8-15

Helsinki Heart Study: Primary-Prevention Trial
with Gemfibrozil in Middle Aged Men with Dyslipidemia

Studienfragestellung	Untersuchung der Wirkung von Gemfibrozil auf die Inzidenz der koronaren Herzkrankheit in einer randomisierten 5-Jahres-Doppelblindstudie an Männern mittleren Alters, die bei Aufnahme in die Prüfung frei von koronaren Symptomen waren und ein hohes Risiko hatten
Federführung	M.H. Frick, First Department of Medicine, University of Helsinki, Helsinki, Finnland
Laufzeit	1981-1987
Status	abgeschlossen
Studienart	klinische Studie
Zielpopulation	23531 Männer im Alter zwischen 40 und 55 Jahren wurden zu einem Screening eingeladen (Teilnehmerrate: 81%), um etwa 4000 gesunde Männer mit Cholesterinkonzentration von über 200 mg/dl herauszufinden. Es handelte sich um Angestellte aus 2 öffentlichen Einrichtungen und 5 Industrieunternehmen.
Stichprobe	Totalerhebung, Randomisierung
Stichprobengröße	4081 Männer erfüllten die Bedingungen zur Aufnahme in die Studie, 2051 Männer wurden der Versuchsgruppe, 2030 der Plazebogruppe zufällig zugeordnet.
Design	randomisierte, plazebokontrollierte Doppelblindstudie, multizentrisch (37 Kliniken)

Einschlußkriterien	Cholesterinwerte über 200 mg/dl bei 2 aufeinander-folgenden Messungen, Bereitschaft an einer 5 Jahre andauernden Studie teilzunehmen
Ausschlußkriterien	Koronare Herzkrankheit, EKG-Anomalien, dekompensierte Herzinsufffizienz
Abbrüche	Von 4081 Patienten beendeten 2859 (70,1%) die Studie. In die Analyse gingen jedoch alle randomisierten Patienten ein.
Intervention	Medikation mit Gemfibrozil (600 mg 2x täglich); zusätzlich wurde eine cholesterinsenkende Diät empfohlen. Weiterhin wurde die Empfehlung gegeben, die körperliche Aktivität zu steigern und gegebenenfalls das Rauchen einzustellen und/oder das Körpergewicht zu reduzieren.
Prüfvariablen/-kriterien	tödlicher und nichttödlicher Herzinfarkt, Herztod
Beobachtungszeitraum	5 Jahre
Statistische Methoden	Log-Rang-Test, Kaplan-Meier-Überlebenskurven
Ergebnisse	Gemfibrozil bewirkte im Vergleich zu Plazebo eine Senkung des Gesamtcholesterins um 10%, eine Erhöhung des HDL-Cholesterins um 11%, eine Senkung des Serum-LDL-Cholesterins um 11% und der Triglyzeride um 35%. Die kumulierte Rate der kardialen Endpunkte betrug 27,3 pro 1000 im Vergleich zu 41,4 pro 1000 in der Plazebogruppe. Das entspricht einer signifikanten Reduktion um 34%.
Literatur	Frick MH, Elo O, Haapa K et al. (1987) Helsinki Heart Study: primary prevention trial with Gemfibrozil in middle aged men with dyslipidemia. N Engl J Med 317:1237-1245

Hokuriku FH-CHD Study

Studienfragestellung   Untersuchung der Häufigkeit und der Progression der koronaren Herzkrankheit bei Patienten mit familiärer Hypercholesterinämie und Ableitung von Empfehlungen zum Therapiebeginn

Federführung   H. Mabuchi, The Second Department of Internal Medicine, Kanazawa University School of Medicine, Kanazawa, Japan

Laufzeit   1974-1987

Status   abgeschlossen

Studienart   Querschnittsstudie

Zielpopulation   Patienten mit familiärer Hypercholesterinämie, keine Alterseinschränkung

Stichprobe   Vollerhebung

Stichprobengröße   10 homozygote und 692 heterozygote Patienten aus 372 Familien; bei 166 Patienten wurde eine Koronarangiographie durchgeführt.

Einschlußkriterien   familiäre Hypercholesterinämie

Intervention   keine

Prüfvariablen/-kriterien   Myokardinfarkt, Mortalität, koronarangiographische Befunde

Statistische Methoden   t-Test, Regressionsanalyse

Ergebnisse   Bei 22% der männlichen und 10% der weiblichen heterozygoten Patienten war ein Myokardinfarkt festzustellen. Der Anteil der koronaren Todesfälle lag bei 70%. Das mittlere Sterbealter lag bei Män-

68

nern mit 54 Jahren signifikant unter dem der Frauen mit 69 Jahren. Eine Koronararteriensklerose erschien bei den heterozygoten Patienten beiderlei Geschlechts im Alter von 17-25 Jahren. Folglich sollte in diesem Altersbereich mit einer Lipidsenkung begonnen werden.

Literatur

Mabuchi H, Koizumi J, Shimizu M, Takeda R (1989) Development of coronary heart disease in familial hypercholesterolemia. Circulation 79:225-232

Studienfragestellung   Zusammenhang zwischen niedrigem Cholesterinspiegel, verbunden mit niedrigem Koronarrisiko und
erhöhtem Risiko für andere Erkrankungen

Federführung   A. Kagan, National Heart, Lung and Blood Institute,
Honolulu, USA

Laufzeit   1965-1978

Status   abgeschlossen

Studienart   prospektive Studie

Zielpopulation   Alle 11148 Männer der Geburtsjahrgänge 1900-
1919, die 1965 auf Oahu lebten. Davon wurden
8006 untersucht.

Stichprobe   Vollerhebung

Stichprobengröße   Von 7961 Männern lagen initiale Cholesterinwerte
vor. Davon verstarben 598 während der 9-Jahres-
Beobachtung.

Intervention   keine

Prüfvariablen/-kriterien   Cholesterin,   Gesamtsterblichkeit,   Schlaganfall,
Krebs

Beobachtungszeitraum   9 Jahre

Statistische Methoden   logistisches Modell

Ergebnisse   Die initalen Serumcholesterinspiegel korrelierten
positiv mit der Herz-Kreislauf-Mortalität und nega-
tiv mit der Krebssterblichkeit. Bei Nichtberücksich-
tigung der Sterblichkeit in den ersten beiden Jahren
blieb diese inverse Relation zur Krebssterblichkeit

erhalten, war aber nur noch für Kolon- und Lungen-
krebs und für einige andere Neubildungen statistisch
signifikant. Die Relation Cholesterin – Gesamtsterblichkeit war quadratisch.

Literatur

Kagan A, McGee DL, Yano K, Rhoads G, Nomura
A (1981) Serum cholesterol and mortality in a Ja-
panese-American population. Am J Epidemiol
114:11-20

Studienfragestellung   Wieviele Kinder mit VLDL-LDL-Cholesterinwerten im Nabelschnurblut jenseits der 95. Perzentile haben eine familiäre Hypercholesterinämie? Welche Cholesterinwerte haben Kinder, deren VLDL-LDL-Cholesterin im Nabelschnurblut erhöht waren und welche Einflußfaktoren der Cholesterinvariabilität sind nachweisbar?

Federführung   G.E. Andersen, Neonatal Department, Rigshospitalet, Kopenhagen, Dänemark

Laufzeit   1975-1977

Status   abgeschlossen

Studienart   prospektive Studie

Zielpopulation   alle Neugeborenen aus 6 Kliniken

Stichprobe   Vollerhebung

Stichprobengröße   Von 522 Kindern wurden 446 (85%) mindestens 1 Jahr beobachtet.

Design   Von 10440 Kindern wurde das VLDL-LDL-Cholesterin im Nabelschnurblut bestimmt. Bei 18% mit den höchsten Werten (n=1878) erfolgte eine umfassende Lipidbestimmung. Von diesen wurden 522 mit dem höchsten VLDL-LDL-Cholesterin für die Längsschnittuntersuchung ausgewählt und deren Eltern ebenfalls untersucht. Nach 1 Jahr wurde von 298 Eltern und deren Kindern nochmals Blut zur Lipidbestimmung entnommen.

Einschlußkriterien   VLDL-LDL-Cholesterin über 95. Perzentile

Abbrüche	76 Kinder (22 verstarben im 1. Lebensjahr, bei 54 verweigerten die Eltern die Untersuchungen)
Intervention	keine
Prüfvariablen/-kriterien	Lipide
Beobachtungszeitraum	1-2 Jahre
Ergebnisse	Eine familiäre Hypercholesterinämie wurde bei 11 von 446 Kindern festgestellt. Nach 1-2 Jahren waren die Serumlipide bei allen Kindern (ausgenommen die der 11 mit familiärer Hypercholesterinämie) normal. Geburtskomplikationen schienen keinen Einfluß auf die Lipide zu haben.
Literatur	Andersen GE, Lous P, Frijs-Hansen B (1979) Screening for hyperlipoproteinemia in 10000 Danish newborns. Act Paediatr Scand 68:541-545

Israeli Ischaemic Heart Disease Study

Studienfragestellung	Welche Beziehungen bestehen zwischen Gesamt- bzw. HDL-Cholesterin und Sterblichkeit?
Federführung	U. Goldbourt, Heart Institute, Sheba Medical Center, Tel-Hashomer, Israel
Laufzeit	1963-1978
Status	abgeschlossen
Studienart	prospektiv
Zielpopulation	männliche städtische Angestellte im Alter von 40 Jahren und mehr
Stichprobe	Vollerhebung
Stichprobengröße	9902 Männer wurden untersucht. Von 6547 Männern lagen sowohl Gesamt- als auch HDL-Cholesterinwerte vor. In dem 15jährigen Beobachtungszeitraum verstarben 1664 Männer (618 an CHD, 366 an Krebs, 189 an zerebrovaskulären Erkrankungen).
Design	Im Jahre 1963 wurden die Lipide bei 9902 städtischen Angestellten bestimmt. Die 15-Jahres-Sterblichkeit wurde nach einzelnen Lipidquintilen analysiert.
Intervention	keine
Prüfvariablen/-kriterien	Gesamtsterblichkeit, todesursachenspezifische Sterblichkeit
Beobachtungszeitraum	15 Jahre
Statistische Methoden	Test auf linearen Trend, Hazards-Modell

74

Ergebnisse

Weder die Gesamtsterblichkeit noch die Koronar-sterblichkeit stieg an mit steigendem Cholesterin bis zu einem Grenzwert von 5,6 mmol/l. Erhöhte Risi-koraten traten erst in der obersten Quintilen (> 6,2 mmol/l) auf. Im Gegensatz dazu war die inverse Be-ziehung des HDL-Cholesterins zur Sterblichkeit kontinuierlich. Bei multivariater Analyse zeigte sich, daß niedrige HDL-Konzentrationen einen hö-heren prognostischen Wert für die Sterblichkeit be-sitzen als hohe Gesamtcholesterinwerte. Diese Er-gebnisse stützen die Hoch-Risiko-Strategie zur Sen-kung des Koronarrisikos.

Literatur

Goldbourt O, Holtzmann E, Neufeld HN (1985) To-tal and high density lipoprotein cholesterol in the serum and risk of mortality: evidence of a threshold effect. Br Med J 290:1239-1243

Kölner Studie zum kardiovaskulären Risikoprofil bei Jugendlichen

Studienfragestellung	Wie ist die Prävalenz erhöhter Risikofaktorenwerte bei (west)-deutschen Jugendlichen? Zeigt sich bei Risikofaktorenwerten im oberen Perzentilbereich ein Tracking über die Zeit und finden sich diese bei Hochrisiko-Personen aggregiert vor?
Federführung	U. Laaser, Medizinische Poliklinik der Universität zu Köln, Köln, Bundesrepublik Deutschland
Laufzeit	1974-1980
Status	laufend
Studienart	prospektive Beobachtungsstudie
Zielpopulation	Jugendliche im Alter von 14 bis 20 Jahren aus Berufsschulen und Gymnasien
Stichprobe	Vollerhebung in 50 Schulen
Stichprobengröße	6302 Schüler (von 8252 Grundgesamtheit), 1342 von 2018 (66,5%) im zweiten Follow-up 1980
Design	Untersuchung aller Schüler von Gymnasien und einer 10%-Stichprobe aller Berufsschüler auf verschiedene Risikofaktoren, inklusive Laborbestimmungen und Fragebogen. Zwei Follow-ups ein Jahr und 5 Jahre später (1990 Weiterführung).
Einschlußkriterien	alle Schüler (Beteiligungsrate bei der Basisuntersuchung 76,4%)
Ausschlußkriterien	Wegen Zugangsproblemen wurden 6 Gymnasien und eine Berufsschule im Osten der Stadt nicht berücksichtigt.

76

Intervention	keine
Prüfvariablen/-kriterien	erhöhte Risikofaktorwerte (Blutdruck, Gesamtcholesterin, HDL-Cholesterin, Übergewicht, Harnsäure, Blutzucker), Rauchen, Kontrazeptiva-Einnahme etc.
Beobachtungszeitraum	5 Jahre, verlängert auf 15 Jahre
Statistische Methoden	deskriptive Statistik, Clusteranalyse
Ergebnisse	Die Verteilung des Gesamtcholesterins ist in der folgenden Tabelle dargestellt:

Männer

Jahre	Perzentile						
	5	10	20	50	80	90	95
15	116	126	134	155	190	208	242
16	114	122	131	151	175	192	208
17	112	125	134	154	177	193	207
18	110	121	134	156	184	200	216
19	120	128	138	162	188	201	217
15-19	113	124	134	156	181	196	214

Frauen

Jahre	Perzentile						
	5	10	20	50	80	90	95
15	114	125	133	165	199	223	282
16	121	133	142	166	191	209	219
17	122	133	141	165	191	211	227
18	125	134	144	166	190	209	227
19	120	138	148	171	200	219	234
15-19	123	133	143	166	191	211	226

Die Prävalenz für Gesamtcholesterin (Grenzwert 200 mg/dl) lag in der Basisuntersuchung bei 7,3% (Männer) und 11,4% (Frauen). Der Korrelationskoeffizient über 5 Jahre lag bei 0,48.

Literatur	Laaser U, Allhoff P (1985) Review of the results and recommendations of the Cologne Study. In: Laaser U, Senault R, Viefhues H (eds) Primary health care in the making. Springer, Berlin Heidelberg New York Tokyo, pp 135-136

The Kuopio Ischaemic Heart Disease Risk Factor Study

Studienfragestellung	Untersuchung zur Prävalenz und zu Risikofaktoren der Arteriosklerose der Karotiden
Federführung	J.T. Salonen, Department of Community Health and General Practice, University of Kuopio, Kuopio, Finnland
Laufzeit	1987
Status	abgeschlossen
Studienart	Querschnittsstudie
Zielpopulation	männliche Einwohner der Stadt Kuopio im Alter von 42, 48, 54 und 60 Jahren und aus 6 benachbarten Gemeinden
Stichprobe	33% Stichprobe, Beteiligungsrate: 84,1%
Stichprobengröße	490 Männer
Intervention	keine
Prüfvariablen/-kriterien	Doppler-Ultraschallbefund, Lipide, koronare Risikofaktoren
Beobachtungszeitraum	11 Monate
Statistische Methoden	logistisches Modell, multiple Regression
Ergebnisse	37% der Teilnehmer hatten intima-mediale Veränderungen, 10% Plaque und 2% Stenosen. Alter, Zigarettenraucher-Jahre, Serum-LDL-Cholesterin, niedriges Einkommen und niedriger Alkoholkonsum waren signifikant und unabhängig assoziiert mit der Schwere der Arteriosklerose. Ein lineares Regressionsmodell dieser Variablen unter Einschluß von

78

Fibrinogen und HDL-Cholesterin erklärte 33% der Varianz im Hinblick auf die Schwere der Arteriosklerose.

Literatur

Salonen JT, Seppänen K, Rauramaa R, Salonen R (1989) Risk factors of carotid atherosclerosis: The Kuopio Ischaemic Heart Disease Risk Factor Study. Ann Med 21:227-230

The Leiden Intervention Trial

Studienfragestellung   Prüfung der Wirkung einer vegetarischen Diät auf den Quotienten aus Gesamtcholesterin und HDL-Cholesterin und auf die Zunahme koronarer Läsionen bei Patienten mit Angina pectoris

Federführung   A.C. Arntzenius, Department of Cardiology, Leiden University Hospital, Leiden, Niederlande

Laufzeit   1978-1982

Status   abgeschlossen

Studienart   Interventionsstudie

Zielpopulation   Patienten mit Angina pectoris (Alter unter 60 Jahren), bei denen koronarangiographisch mindestens bei einem Gefäß eine Lumeneinschränkung von 50% und größer zu sichern war

Stichprobengröße   Von den 61 Patienten, die die Einschlußkriterien erfüllten, willigten 53 in die weitere Untersuchung ein.

Design   Nach Koronarangiographie wurde den Patienten eine vegetarische Kost empfohlen. 2 Jahre später wurde die Krankheitsprogression koronarangiographisch ermittelt und zum Lipidstatus unter Berücksichtigung kovariierender Faktoren in Beziehung gesetzt.

Einschlußkriterien   Angina pectoris, Lumeneinschränkung von mindestens 50% bei mindestens einem Gefäß

Ausschlußkriterien   Bypass-Operation, insulinabhängiger Diabetes mellitus, Erkrankungen der linken Koronararterie bei gleichzeitiger nichtischämischer Herzkrankheit

Abbrüche	4 Patienten wegen Tod, 7 wegen Bypass-Operation, bei 2 Patienten wurde keine Abschlußkoronarangiographie angeordnet wegen maligner Erkrankungen; 1 Patient verweigerte die Abschlußuntersuchung.
Abbruchkriterien	labile Angina pectoris
Intervention	vegetarische Diät: P/S-Quotient über 2, Nahrungscholesterin unter 100 mg/die, die übliche Medikation wurde beibehalten.
Prüfvariablen/-kriterien	koronarangiographische Befunde
Beobachtungszeitraum	2 Jahre
Statistische Methoden	lineare Regression, t-Test,
Ergebnisse	Die Zunahme der koronaren Läsionen korrelierte mit dem Quotient aus Gesamtcholesterin und HDL-Cholesterin (r=0,5) und nicht mit dem Blutdruck, dem Zigarettenrauchen, der Alkoholaufnahme, dem Gewicht und der medikamentösen Behandlung. Eine Krankheitsprogression wurde nicht festgestellt bei Patienten mit einem Lipidquotienten unter 6,9 während der Interventionsperiode bzw. bei denen, die ursprünglich einen höheren Quotienten aufwiesen, der aber im Verlauf der diätetischen Intervention gesenkt werden konnte.
Literatur	Arntzenius AC, Kromhout D, Barth JD et al. (1985) Diet, lipoproteins, and the progression of coronary atherosclerosis. N Engl J Med 312:805-811

The Lipid Research Clinic Coronary Primary Prevention Study (LRC-CPPT)

Studienfragestellung	Welche Wirkung hat eine medikamentöse Cholesterinsenkung auf die Inzidenz der koronaren Herzkrankheit?
Federführung	B.M. Rifkind, Lipid Metabolism-Atherogenesis Branch, National Heart, Lung, and Blood Institute, Bethesda, USA
Laufzeit	1972-1983
Status	abgeschlossen
Studienart	plazebo-kontrollierte, randomisierte klinische Studie
Zielpopulation	Männer im Alter zwischen 35 und 59 Jahren mit Plasma-Cholesterinwerten ab 265 mg/dl (95. Perzentil für 1364 Männer im Alter von 40-49 Jahren) und mit LDL-Cholesterinwerten ab 190 mg/dl aus 12 Zentren
Stichprobe	Vollerhebung
Stichprobengröße	1908 Patienten in der Verumgruppe, 1902 Patienten in der Plazebogruppe
Design	multizentrisch, randomisiert, doppelblind, Stratifizierung zur Kontrolle von Störfaktoren; vor der Randomisierung erhielten alle Probanden Diätempfehlungen, deren Einhaltung durch wiederholte Ernährungsanalysen kontrolliert wurde; nach der Randomisierung in Plazebo- und Colestyramingruppen erfolgte die Abgabe der Medikamente und die Kontrolle der Tabletteneinnahme alle 2 Monate.
Einschlußkriterien	Männer mit "gutem Gesundheitszustand"

Ausschlußkriterien	Triglyzeridkonzentrationen über 300 mg/dl; Hyperlipoproteinämie vom Typ III; Infarktanamnese; Angina pectoris nach dem ROSE-Fragebogen oder Ischämiezeichen im Belastungs-EKG; diverse Ruhe-EKG-Veränderungen; dekompensierte Herzinsuffizienz; Diabetes mellitus, Hyperthyreodismus, nephrotisches Syndrom, Lebererkrankungen, Hyperurikämie, schwere Adipositas, Hypertonie, Krebs, nicht-atherosklerotische Herzkrankheiten, medikamentöse Langzeitbehandlungen
Abbrüche	Aus jeder Gruppe schieden 2 Männer aus, nachdem eine Hyperlipoproteinämie vom Typ III nachgewiesen wurde.
Intervention	Vor Randomisierung wurde allen Probanden eine cholesterin-senkende Diät (Cholesterinaufnahme unter 400 mg/die; P/S-Quotient von etwa 0,8) verordnet. Nach der Randomisierung erhielt die Testgruppe ein Colestyramin in einer Dosis von 24 g/die; die Kontrollgruppe eine äquivalente Plazebomenge.
Prüfvariablen/-kriterien	Myokardinfarkt, Gesamtmortalität, positiver Belastungstest, Angina pectoris nach dem ROSE-Fragebogen, atherothrombotischer Hirninfarkt, Claudicatio intermittens nach dem ROSE-Fragebogen, flüchtige zerebral-ischämische Episode
Beobachtungszeitraum	7-10 Jahre, im Mittel 7,4 Jahre
Statistische Methoden	Mantel-Haenzel-Test, Cox-Modell, Kaplan-Meier-Überlebenskurven
Ergebnisse	Die Diätberatung führte in beiden Gruppen zur Senkung der Aufnahme von Energie um etwa 250 kcal, des Cholesterins um etwa 60 mg, des Gesamtfettes und der gesättigten Fette und zur Zunahme des P/S-Quotienten. In der Colestyramingruppe wurden das Plasmagesamtcholesterin und das LDL-Cholesterin stärker gesenkt als in der Plazebogruppe. In der Colestyramingruppe konnten die Fälle mit koronarem Herztod bzw. nichttödlichem Herzinfarkt um 19% statistisch signifikant gesenkt werden. Ein tendenzieller, statistisch nichtsignifikanter Risikorückgang trat für die anderen beobachteten, zusätzlichen Endpunkte ein. Die Gesamtmortalität blieb nahezu gleich.

Literatur

The Lipid Research Clinics Programm (1984) The Lipid Research Clinics Coronary Primary Prevention Trial Results. JAMA 251:351-374

The Lipid Research Clinics Program Prevalence Study

Studienfragestellung	Ermittlung der Prävalenz verschiedener Typen der Dyslipoproteinämie und der Verteilung des Cholesterins und der Triglyzeride in verschiedenen Populationen.
Federführung	H.A. Tyroler, Department of Epidemiology, Chapel Hill, USA
Laufzeit	1972-1976
Status	abgeschlossene Teilstudie
Studienart	Querschnittsstudie, Basisuntersuchung für die LRC-CPPT, LRC-Family Study und LRC-Follow-up
Zielpopulation	3 Berufs- und Tätigkeitsgruppen, Bevölkerungsstichproben aus 5 Zentren, 2 Schülergruppen und deren Eltern, Gesamtzahl 81926 Personen;
Stichprobe	Vollerhebung, Beteiligungsrate von 74% beim Erstscreening und von 85% beim Zweitscreening
Stichprobengröße	Am Erstscreening nahmen 60502 Personen teil und am Zweitscreening 13852.
Design	multizentrisch; zu den 10 nordamerikanischen Zentren kamen später hinzu: 2 Zentren in der UdSSR und 1 Zentrum in Israel
Intervention	keine
Prüfvariable/-kriterien	Gesamtcholesterin, Triglyzeride
Statistische Methoden	Maße der deskriptiven Statistik
Ergebnisse	Die altersabhängigen Veränderungen des Plasmacholesterins sehen bei den männlichen Probanden

wie folgt aus: Anstieg bis zum 10. Lebensjahr; Abfall bis zum 20.; danach Anstieg bis zum 60. Lebensjahr, danach wiederum ein Rückgang. Bei den weiblichen Probanden ist mit Ausnahme der 15-bis 19jährigen von einer kontinuierlichen Zunahme des Plasmacholesterins auszugehen. Frauen, die hormonale Antikonzeptiva einnehmen, haben bis zum 55. Lebensjahr erhöhte Cholesterinspiegel. Bei weißen Männern steigen die Triglyzeride bis zum 55. Lebensjahr kontinuierlich und fallen danach ab. Bei weißen Frauen ist ein Ansteigen der Triglyzeride bis ins hohe Alter zu beobachten. Bis zum 55. Lebensjahr haben Frauen mit hormonaler Kontrazeption erhöhte Triglyzeridwerte. Farbige Männer und Frauen haben generell wesentlich niedrigere Triglyzeridwerte als weiße. Die Cholesterinunterschiede zwischen weißen und farbigen Probanden treten nicht in allen Altersbereichen gleichsinnig auf.

Literatur

Lipid Research Clinics Population Studies Data Book, Vol I. (1980) The prevalence study. (NIH publication No. 80-1572). Public Health Service, Washington

Lipids and Angiographically Defined Coronary Artery Disease in Japanese Patients

Studienfragestellung	Wie stellt sich die Beziehung zwischen Schweregrad und Ausmaß der koronaren Herzkrankheit und dem Lipidprofil dar?
Federführung	H. Yasuda, Department of Cardiovascular Medicine, Hokkaido University School of Medicine, Sapporo, Japan
Laufzeit	1982
Status	abgeschlossen
Studienart	Querschnittsstudie
Zielpopulation	Männliche Patienten im Alter zwischen 22 und 68 Jahren, bei denen eine Koronarangiographie durchgeführt wurde
Stichprobe	Vollerhebung
Stichprobengröße	120 Patienten im Alter von 22-68 Jahren
Design	Zum einen wurden 4 nach den Quartilen der Lipide gebildete Gruppen hinsichtlich der Häufigkeit der Koronarkrankheit verglichen; zum anderen wurden 3 Gruppen nach der Schwere der Koronarkrankheit gebildet und Lipidmuster zwischen diesen Gruppen verglichen.
Intervention	keine
Prüfvariablen/-kriterien	Lipide, koronare Herzkrankheit
Statistische Methoden	Varianzanalyse mit Bonferroni-Adjustierung, Berechnung von Rang- bzw. Punktbiserial-Korrelationskoeffizienten, Diskriminanzanalyse

Ergebnisse	Gesamtcholesterin korrelierte positiv und HDL-Cholesterin negativ mit dem Auftreten koronarer Herzkrankheit. Mit steigender Schwere der Erkrankung nahmen Gesamtcholesterin zu und HDL-Cholesterin ab. Bezüglich der Triglyzeriden, des Blutdrucks und der Rauchgewohnheiten konnten keine signifikanten Beziehungen nachgewiesen werden.
Literatur	Kanamori K, Nishjima H, Kojima S et al. (1984) Relationship between lipids and angiographically defined coronary artery disease in Japanese patients. Am Heart J 108:1207-1211

The Lovastatin Study Group III

Studienfragestellung	Prüfung des Effektes von Lovastatin auf den Lipidstoffwechsel im Vergleich zu einer Behandlung mit Colestyramin bei schwerer primärer Hypercholesterinämie
Federführung	Lovastatin Study Group III, Merck, Sharp & Dohme Research Laboratories, Rahway, USA
Laufzeit	1987
Status	abgeschlossen
Studienart	klinische Studie
Zielpopulation	Patienten mit primärer Hypercholesterinämie und normaler Triglyzeridkonzentration (Typ IIa) oder milder Hypertriglyzeridämie (Typ IIb)
Stichprobe	Vollerhebung in 12 Kliniken
Stichprobengröße	Gruppe mit 20 mg Lovastatin: 87 Patienten, Gruppe mit 40 mg Lovastatin: 89 Patienten, Gruppe mit 12 g Colestyramin: 88 Patienten
Design	Vor Studienbeginn wurde die Einnahme lipidsenkender Medikamente für mindestens 6 Wochen ausgesetzt und eine lipidsenkende Diät verordnet, die während der gesamten Laufzeit der Studie eingehalten werden sollte. Randomisierung der Probanden in 3 Gruppen, die mit 20 mg Lovastatin, 40 mg Lovastatin bzw. mit 12 g Colestyramin behandelt wurden. Die Versuchsanlage war einfach blind wegen möglicher Nebenwirkungen.
Einschlußkriterien	erhöhtes LDL-Cholesterin (Typ IIa oder IIb)

Ausschlußkriterien	Frauen vor der Menopause, Triglyzeride über 3,95 mmol/l, Alkoholkonsum von mindestens 10 Drinks in der Woche, gestörte Leberfunktion, Herzinfarkt oder Bypass-Operation innerhalb der vorausgegangenen 4 Monate, Diabetes mellitus, Nüchternblutzucker über 7,8 mmol/l

Abbrüche	6 Patienten insgesamt (1 verstorben, 5 Herzinfarkt), aus der 40-mg-Lovastatingruppe schieden 4 Patienten aus; aus den anderen beiden Gruppen je 1 Patient.

Abbruchkriterien	jegliche Nebenwirkung

Intervention	Verordnung der American Heart Association Phase I-Diät, zusätzliche Medikation von 20 oder 40 mg Lovastatin oder 12 g Colestyramin, Einnahme morgens und abends, ärztliche Konsultation alle 2 Wochen

Prüfvariablen/-kriterien	Gesamtcholesterin, LDL-Cholesterin, HDL-Cholesterin, VLDL-Cholesterin, Triglyzeride, Apo A-1, Apo A-2, Apo B

Beobachtungszeitraum	18 Wochen

Statistische Methoden	Varianzanalyse, exakter Test nach Fisher, Wilcoxen-Vorzeichen-Test

Ergebnisse

	Änderungen in % nach 12 Wch. Behandl.		
	Lovastatin		Colestyramin
	(40mg)	(20mg)	(12g)
Gesamtchol.	-34	-27	-17
LDL	-42	-32	-23
Apo B	-33	-28	-21
HDL	+8	+9	+8
Apo A1	+11	+6	+7
VLDL	-31	-34	0
Apo A2	+13	+8	0
TG	-27	-21	+11

In allen Behandlungsgruppen traten gastrointestinale Nebenwirkungen auf, wobei diese in der Colestyramin-Therapiegruppe mit 51 Patienten etwa dreimal häufiger als in den Lovastatingruppen vorkamen.

Literatur

Stossel TP (1988) A multicenter comparison of Lovastatin and Colestyramine therapy for severe primary hypercholesterinemia. JAMA 260:359-366

The Minnesota Heart Health Program (MHHP)

Studienfragestellung	Bevölkerungsweites primäres Präventionsprogramm zur Reduktion von Herz-Kreislauf-Krankheiten über die Reduktion koronarer Risikofaktoren
Federführung	H. Blackburn, National Heart, Lung, and Blood Institute, Bethesda, USA
Laufzeit	1980-
Status	nicht abgeschlossen
Studienart	Interventionsstudie
Zielpopulation	3 Interventionskommunen: Kleinstadt, "isolierte" Großstadt, Großstadtmetropole; 3 Kontrollkommunen, die mit den Interventionskommunen hinsichtlich Einkommen, Bildungsstand und Leistungsfähigkeit des Gesundheitswesens vergleichbar sind
Stichprobe	Es werden jährlich neue Zufallsstichproben der Einwohner im Alter zwischen 25 und 74 Jahren gezogen, um durch die Erhebung des Risikoprofils auf Veränderungen der Risikofaktoren schließen zu können.
Design	Multizentrisch, randomisiert. In 3 Interventionskommunen wurde ein Gesundheitsaufklärungsprogramm erarbeitet. Dessen Wirkung wird im Vergleich mit 3 entsprechenden Kontrollregionen geprüft. Die Dauer des Präventivprogramms beläuft sich auf 5 Jahre. Der Beginn des Präventivprogramms ist innerhalb des 10jährigen Beobachtungszeitraumes unterschiedlich. Da die Endpunkte im gesamten 10-Jahresbereich registriert werden und das Präventivprogramm eine Laufzeit von nur 5 Jahren hat, lassen synchrone Veränderungen allein in den Interven-

92

tionskommunen Rückschlüsse auf die Wirksamkeit dieses Präventivprogramms zu.

Intervention   Langzeit-Bildungsprogramm bzgl. Nichtrauchen, physischer Aktivität, Blutdrucksenkung, Ernährung; Einbeziehung der kommunalen, administrativen Ebene, der Massenmedien; Einrichtung von Erwachsenenbildungskursen, von speziellen Lehrprogrammen für Schüler und deren Eltern, für Ärzte und Gesundheitspersonal

Prüfvariablen/-kriterien   koronare Risikofaktoren, Gesamtsterblichkeit, Myokardinfarkt- und Schlaganfall-Inzidenz

Beobachtungszeitraum   10 Jahre

Literatur   Mittelmark MB, Luepker R, Jacobs O et al. (1986) Community-wide prevention of cardiovascular disease: education strategies of the Minnesota Heart Health Program. Prev Med 15:1-17

Multifactorial Primary Prevention of Cardiovascular Disease in Middle-aged Men

Studienfragestellung	Untersuchung der Wirksamkeit einer antihypertensiven und lipidsenkenden Behandlung von Patienten, die gesundheitserzieherisch nicht beeinflußbar waren, auf die Veränderung des koronaren Risikos
Federführung	T.A. Miettinen, Second Department of Medicine, University of Helsinki, Helsinki, Finnland
Laufzeit	1974-1980
Status	abgeschlossen
Studienart	Interventionsstudie
Zielpopulation	3490 Männer der Geburtsjahrgänge 1919-1934, die 5-10 Jahre vor Studienbeginn an einem Screening teilgenommen hatten. Von diesen Männern wurden 1604 Freiwillige mit mindestens einem Risikofaktor und ohne Herz-Kreislauf-Krankheiten ausgewählt.
Stichprobe	Vollerhebung
Stichprobengröße	Interventionsgruppe: 610, Kontrollgruppe: 612
Design	randomisiert in Interventions- und Kontrollgruppe, nicht blind
Einschlußkriterien	Patienten mit: Serumcholesterin über 7,0 mmol/l oder Triglyzeriden über 1,7 mmol/l oder systolischen/diastolischen Blutdruckwerten über 160/95 mmHg oder Zigarettenanzahl von mindestens 10 Stück pro Tag oder einem Relativgewicht über 120% oder einer 1-Stunden-Glukose-Toleranz über 9,0 mmol/l.

Ausschlußkriterien	Herz-Kreislauf-Erkrankungen (Rose-Fragebogen, EKG), Blutdruck über 200/115 mmHg, Blutzucker über 10,0 mmol/l, Neubildungen, psychiatrische Erkrankungen
Abbrüche	Interventionsgruppe: 37, Kontrollgruppe: 30
Intervention	Ärztliche Konsultation alle 4 Monate, Diätempfehlungen: Reduktion von Kalorien, Fett, Cholesterin, Alkohol, Zucker; Steigerung des Verzehrs mehrfach ungesättigter Fette, von Fisch, Geflügel, Gemüse; Steigerung der physischen Aktivität, Anti-Raucher-Programm; Blutdruckbehandlung mit Beta-Blockern und gegebenenfalls Diuretika und/oder Hydralazin. Hyperlipidämie: Probucol (1-1,5 g/die) evtl. Clofibrat (1,5 g/die), Niacin u.a.; Diabetes: Glygurid. Die Kontrollgruppe blieb weitestgehend unbeeinflußt.
Prüfvariablen/-kriterien	koronare Risikofaktoren, Gesamtsterblichkeit, Koronarfälle
Beobachtungszeitraum	5 Jahre
Statistische Methoden	Mantel-Haenszel-Test, multiple logistische Regression
Ergebnisse	Das Programm verbesserte erheblich den Risikofaktorstatus; die 5-Jahres-Koronar-Inzidenz lag jedoch in der Interventionsgruppe tendenziell höher als in der Kontrollgruppe (3,1% bzw. 1,5%), wobei die Schlaganfallinzidenz signifikant gesenkt wurde (1,3% bzw. 0%).
Literatur	Miettinen TA, Huttunen JK, Naukkarinen V, Strandberg T, Mattila S, Kumlin T, Sarna S (1985) Multifactorial primary prevention of cardiovascular diseases in middle-aged men. JAMA 254:2097-2102

The Multifactor Primary Prevention Trial in Göteborg

Studienfragestellung   Prüfung der Änderung koronarer Risikofaktoren auf Bevölkerungsebene durch eine bevölkerungswirksame Intervention, Messung des Interventionseffektes durch die Registrierung der Inzidenz an Myokardinfarkt und Schlaganfall sowie der Gesamtsterblichkeit

Federführung   L. Wilhelmsen, Department of Medicine, Östra Hospital, Göteborg, Schweden

Laufzeit   1970-1983

Status   abgeschlossen

Studienart   Interventionsstudie

Zielpopulation   Göteborger Männer, die 1915-1922 oder 1924-1925 geboren wurden; ein Drittel aller Männer bildete die Interventionsgruppe, aus den restlichen zwei Dritteln wurden 2 Kontrollgruppen zusammengestellt zu je 10000 Personen

Stichprobe   Vollerhebung, zufällige Zuordnung zu den Interventions- und Kontrollgruppen; Alter zu Studienbeginn: 47-55 Jahre, im Mittel 51 Jahre

Stichprobengröße   Interventionsgruppe: 7517 Teilnehmer (Beteiligungsrate: 75%), 1. Kontrollgruppe (11% Stichprobe): 826 Teilnehmer

Design   Alle Probanden der Interventionsgruppen wurden mehrfach zu Untersuchungen eingeladen. Die zu den Untersuchungen erschienenen Probanden beteiligten sich auch an einem Präventivprogramm. Von den Probanden der ersten Kontrollgruppe wurde lediglich eine 2- bzw. 20%- Zufallsstichprobe untersucht. Die Probanden aus der zweiten Kontrollgruppe wurden niemals untersucht. Von jenen Probanden wurden zu Studienbeginn nur die Adressen registriert. Von allen 3 Teilpopulationen wurden die Endpunkte beobachtet.

Intervention Antihypertensive Behandlung bei Blutdruckwerten über 175/115 mmHg, Diätberatung bei Cholesterinwerten über 260 mg/dl, Raucherberatung bei einem Zigarettenkonsum von mehr als 15 Stück pro Tag; bei wiederholt erhöhten Cholesterinwerten (über 300 mg/dl) wurde eine medikamentöse Behandlung eingeleitet.

Prüfvariablen/-kriterien Gesamtsterblichkeit, todesursachen-spezifische Sterblichkeit, nichttödlicher Myokardinfarkt und Schlaganfall (Infarkt- und Schlaganfallregister)

Beobachtungszeitraum 10 Jahre

Ergebnisse Blutdruck, Serumcholesterin und die Häufigkeit des Zigarettenrauchens sanken im Beobachtungszeitraum in der Interventionsgruppe beträchtlich. Obgleich in der Kontrollgruppe eine ähnliche Tendenz vorhanden war, waren diese Effekte in der Interventionsgruppe generell stärker ausgeprägt. Gesamtsterblichkeit, Schlaganfall- und Myokardinfarktinzidenz unterschieden sich zwischen den Gruppen nicht.

Literatur Wilhelmsen L et al. (1986) The multifactor primary prevention trial in Göteborg, Sweden. Eur Heart J 7:279-288

Studienfragestellung	Welche Beziehungen bestehen zwischen Serumcholesterin und vorzeitigem Koronartod?
Federführung	MRFIT Coordinating Center, University of Minnesota, Minneapolis, USA
Laufzeit	1973-1981
Status	Zwischenergebnisse
Studienart	Interventionsstudie
Zielpopulation	Männer im Alter von 35-57 Jahren
Stichprobe	Es kamen verschiedene Rekrutierungsverfahren zum Einsatz. Die Untersuchung wurde in 22 Zentren in 18 nordamerikanischen Städten durchgeführt.
Stichprobengröße	Von 361662 untersuchten Männern hatten bei der Erstuntersuchung nach anamnestischen Angaben 356222 keinen Infarkt.
Design	Bestimmung des Serumcholesterins in 14 Laboratorien, Berechnung von Quintilen bzw. Dezilen und Angabe der spezifischen Mortalitätsraten
Ausschlußkriterien	Myokardinfarkt nach Anamnese bei der Erstuntersuchung
Intervention	keine (ein Teil der Probanden nahm an der MRFIT-Intervention teil)
Prüfvariablen/-kriterien	Herz-Kreislauf-Sterblichkeit
Beobachtungszeitraum	6 Jahre

Ergebnis

Mit steigendem Cholesterin stieg die Herz-Kreislauf-Sterblichkeit kontinuierlich an. Das relative Risiko in den 2. bis 5. Quintilen im Vergleich zur untersten Quintile stieg von 1,3 über 1,7 und 2,2 auf 3,4 stetig an. 46% aller Koronartodesfälle waren auf erhöhte Serumcholesterinwerte (über 180 mg/dl) zurückzuführende Exzeßtodesfälle. Die Stratifizierung in Hypertonie- und Rauchergruppe führte auch innerhalb solcher Untergruppen zu monoton wachsenden Beziehungen zwischen Cholesterin und Koronarsterblichkeit.

Literatur

Stamler J, Wentworth D, Neaton JD (1986) Is relationship between serum cholesterol and risk of premature death from coronary heart disease continous and graded? JAMA 256:2823-2828

Studienfragestellung	Ist es möglich die Mortalität und Morbidität an kardiovaskulären Krankheiten durch ein Präventionsprogramm zur Beeinflussung koronarer Risikofaktoren auf Bevölkerungsebene und insbesondere bei Männern mittleren Alters zu senken?
Federführung	P. Puska, University of Kuopio, Kuopio, Finnland
Laufzeit	1972-
Status	nicht abgeschlossen
Studienart	Interventionsstudie, bislang 3 Querschnittsstudien
Zielpopulation	Einwohner Nordkareliens, Einwohner eines Referenzgebietes
Stichprobe	3 unabhängige Zufallsstichproben (1972, 1977, 1982) je 8000 bis 10000 Personen, Alter: 25-64 Jahre, Beteiligungsrate: 80-90%; die Publikation der Ergebnisse nach 10 Jahren bezieht sich nur auf die Altersebene 30-59 Jahre. Registrierung von Infarkt und Schlaganfällen in der Bevölkerung.
Stichprobengröße	Die Stichproben bestanden jeweils aus 8000-10000 Personen
Design	Fortlaufende Registrierung der Sterblichkeit, der Neuerkrankungen an Infarkt und Schlaganfall in dem Interventions- und Kontrollgebiet. Messung der Veränderung der koronaren Risikofaktoren durch mehrfache Stichprobenuntersuchungen.
Intervention	Beeinflussung der koronaren Risikofaktoren Rauchen, Serumcholesterin, Bluthochdruck; Verbesserung der Behandlung bei Rehabilitation und der sekundären Prävention von Patienten mit Herz-Kreis-

lauf-Leiden. Alle Aktivitäten wurden in das bestehende System des Gesundheits- und Sozialwesens integriert.

Prüfvariablen/-kriterien   Zigarettenrauchen, Serumcholesterin, systolischer und diastolischer Blutdruck, Inzidenz an Myokardinfarkt und Schlaganfall

Beobachtungszeitraum   1972-1982

Ergebnisse   Nach Ablauf von 10 Jahren wurden bei Männern folgende statistisch signifikante Nettoreduktionen erreicht: Rauchen um 28%, Serumcholesterin um 3%, systolischer Blutdruck um 3%, diastolischer Blutdruck um 1%. Bei den Frauen betrugen die entsprechenden Nettoreduktionen 14% (nicht signifikant), 1% (nicht signifikant), 5% und 2%. Schon während der ersten fünfjährigen Beobachtungszeit konnten alle koronaren Risikofaktoren entscheidend gesenkt werden. Danach blieben Cholesterin und Blutdruck auf diesem erniedrigten Niveau. Die Häufigkeit des Zigarettenrauchens stieg jedoch hernach wieder an. Während der ersten 5 Beobachtungsjahre sank die Gesamtsterblichkeit um 5% und die Herz-Kreislauf-Sterblichkeit um 13% bei Männern und um 31% bei Frauen. Die Inzidenz an Myokardinfarkt fiel bei Männern um 16% und bei Frauen um 5%. Die Schlaganfallinzidenz sank um 38% bei Männern und um 50% bei Frauen. Die zeitliche Änderung der Morbidität und Mortalität unterschied sich jedoch nicht statistisch signifikant von dem Trend im Vergleichsgebiet.

Literatur   Salonen JT, Puska P, Mustaniemi H (1979) Changes in morbidity and mortality during comprehensive community programme to control cardiovascular disease during 1972-78 in North Karelia. Brit Med J 2:1178-1183

Puska P et al. (1983) Change in risk factors for coronary heart disease during 10 years of community intervention programme. Br Med J 287:1840-1844

The Oslo Diet-Heart Study

Studienfragestellung	Effekt einer Cholesterinsenkung durch Diät nach Myokardinfarkt
Federführung	P. Leren, Ullevaal Hospital, Oslo, Norwegen
Laufzeit	1956-1969
Status	abgeschlossen
Studienart	Interventionsstudie
Zielpopulation	Männer im Alter von 30-64 Jahren, die im Zeitraum von 1956-58 erstmalig an einem Myokardinfarkt erkrankten und in Oslo stationär behandelt wurden
Stichprobe	Vollerhebung
Stichprobegröße	je 206 Männer in der Experimental- und in der Kontrollgruppe
Design	In den Jahren 1956-58 erfolgte die Rekrutierung der Studienteilnehmer. 1-2 Jahre nach dem Infarkt wurden die Patienten in 2 Gruppen randomisiert. Der experimentellen Gruppe wurde eine spezielle Diät empfohlen. Nach 10 Jahren werden die Endpunkte zwischen experimenteller und Kontrollgruppe verglichen.
Abbrüche	keine
Intervention	Die Patienten der experimentellen Gruppe erhielten folgende Ernährungsempfehlungen: wenig gesättigte Fette und Cholesterin, hoher Anteil an mehrfach ungesättigten Fetten. Die empfohlene Diät war arm an tierischen Fetten und reich an pflanzlichen Ölen.

Prüfvariablen/-kriterien	tödlicher und nichttödlicher Reinfarkt, plötzlicher sonstiger Tod, Gesamtsterblichkeit, Sterblichkeit an koronarer Herzkrankheit
Beobachtungszeitraum	11 Jahre
Statistische Methoden	Sterbe-Tafel-Methode
Ergebnisse	Die Senkung des Cholesterins betrug in der Diätgruppe 17,6% im Vergleich zu 3,7% in der Kontrollgruppe. Nach 11 Jahren waren in der Diätgruppe 101 Männer verstorben und in der Kontrollgruppe 108. Die Herzinfarktsterblichkeit lag in der Diätgruppe statistisch signifikant niedriger (32 zu 57). Die Gesamtanzahl koronarer Todesfälle lag in der Diätgruppe mit 79 zu 94 zwar niedriger als in der Kontrollgruppe, der Unterschied war aber nicht statistisch signifikant. Die Sterblichkeit an koronarer Herzkrankheit korrelierte mit dem Serumcholesterin, dem Blutdruck, dem Relativgewicht und dem Zigarettenrauchen.
Literatur	Leren P (1970) The Oslo Diet-Heart Study. Circulation 42:935-942

The Oslo Study

Studienfragestellung	Führt die Senkung hoher Lipide durch Ernährungsumstellung und die Beendigung des Rauchens zu einer Senkung der Inzidenz der koronaren Herzkrankheit bei Männern im Alter von 40 bis 50 Jahren?
Federführung	I. Hjermann, Ulleval Hospital, Oslo, Norwegen
Laufzeit	1972-1978
Status	abgeschlossen
Studienart	Interventionsstudie
Zielpopulation	Alle Osloer Männer im Alter von 40-49 Jahren und eine 7%-Stichprobe der 20- bis 39jährigen Männer wurden zu einem Screening eingeladen.
Stichprobe	Vollerhebung, Zufallsauswahl mit einer Beteiligungsrate von 65%
Stichprobengröße	Interventionsgruppe 604 Probanden, Kontrollgruppe 628 Probanden
Design	Aus 16202 Teilnehmern eines Bevölkerungsscreenings wurden Probanden ausgewählt, die nach Randomisierung in Interventions- und Kontrollgruppe an einem 5jährigen Präventivprogramm teilnahmen. Die Effekte wurden gemessen im Vergleich zu einer "offenen" Kontrollgruppe (kein Plazebo).
Einschlußkriterien	Cholesterin 7,5-9,8 mmol/l, koronarer Risiko-Score im obersten Quartil und systolischer Blutdruck unter 150 mmHg
Ausschlußkriterien	EKG-Auffälligkeiten, Belastungs-Angina pectoris, Diabetes mellitus, Nüchternblutzucker über 7,5

mmol/l, psychopathologische Erkrankungen, Alkoholismus

Abbrüche

Von 5 Probanden liegen wegen Wohnortwechsels keine Informationen vor.

Intervention

Individuelle Gespräche, individuelle Ernährungsberatung, Erhöhung des P/S-Quotienten, Senkung der Energiezufuhr, Senkung der Nahrungscholesterinaufnahme, Information an Ehefrau zu Problemen einer gesunden Ernährung, Raucherberatung

Prüfvariablen/-kriterien

Lipide, Gesamtsterblichkeit, Herz-Kreislauf-Sterblichkeit, Myokardinfarkt, Schlaganfall

Beobachtungszeiten

5 Jahre

Statistische Methoden

Log-Rang-Test, Cox-Modell

Ergebnisse

Der Cholesterinspiegel war nach 5 Jahren in der Interventionsgruppe rund 13% niedriger als in der Kontrollgruppe, der Triglyzeridspiegel rund 20%. Der durchschnittliche Tabakverbrauch pro Person sank in der Interventionsgruppe um 45%, obgleich nur 25% das Rauchen aufgaben – verglichen mit 17% in der Kontrollgruppe. Die Inzidenz an Myokardinfarkt und plötzlichem Tod lag in der Interventionsgruppe mit 47% signifikant niedriger als in der Kontrollgruppe. Diese Senkung wurde in erster Linie auf die Reduktion des Gesamtcholesterins zurückgeführt.

Literatur

Hjermann I, Holme I, Byre KV, Leren P (1981) Effect of diet and smoking intervention on the incidence of coronary heart disease. Lancet 2:1303-1310

Poland and US Colaborative Study on Cardiovascular Epidemiology

Studienfragestellung	Einschätzung der Interrelationen zwischen Lipiden und deren Einflußfaktoren unter Berücksichtigung anderer Kovariablen bei Männern und Frauen aus den USA und Polen
Federführung	J. Sznajd, Department of Biochemical Diagnostics and Metabolic Diseases, In-Patient Clinic, Krakau, Polen
Laufzeit	1972-1976, 1983-1984
Status	abgeschlossen
Studienart	Querschnittsstudie
Zielpopulation	USA: Population der Lipids Research Clinics Programs Prevalence Study, erwachsene Bewohner aus 9 Städten der USA Polen: Bevölkerungsstichprobe von Männern und Frauen im Alter von 35-64 Jahren aus einem ländlichen und zwei großstädtischen Gebieten (MONICA-Studie)
Stichprobe	USA: Es wurden nur die 35- bis 64jährigen weißen Teilnehmer am Zweitscreening eingeschlossen. Polen: Zufallsstichprobe
Stichprobengröße	USA: 1310 Männer und 1263 Frauen, ausgeschlossen wurden 129 Männer und 147 Frauen Polen: 2266 Männer und 2314 Frauen, ausgeschlossen wurden 268 Männer und 448 Frauen
Ausschlußkriterien	Nahrungsaufnahme innerhalb von 12 Stunden vor der Untersuchung, antihypertensive oder lipidsenkende Medikation

Intervention	keine
Prüfvariablen/-kriterien	Lipide, Alter, Bildung, Rauchen, Alkoholkonsum, Quetelet-Index, systolischer Blutdruck, hormonale Kontrazeption
Statistische Methoden	multiple Regressionsanalyse
Ergebnisse	Für das Gesamtcholesterin war der systolische Blutdruck in allen 3 Teilstichproben bei Männern und Frauen ein wesentlicher Zusammenhangsfaktor. In mindestens einer Teilstichprobe waren der Quetelet-Index, das Rauchen, das Alter, Alkoholkonsum und Bildung signifikante Faktoren. Für das LDL-Cholesterin waren Quetelet-Index und Rauchen die dominanten Einflußgrößen; für das HDL-Cholesterin waren zusätzlich die Alkoholaufnahme und das Alter von Bedeutung. Bei der Analyse der Triglyzeride wurden der Quetelet-Index, das Rauchen, der Bildungsstand und der systolische Blutdruck als signifikante Einflußfaktoren ermittelt.
Literatur	Sznajd J, Rywik S, Furberg B, Pajak A et al. (1989) Poland and US Collaborative Study on Cardivascular Epidemiology. Am J Epidemiol 130:446-456

Prevalence of Hyperlipoproteinaemias in a Random Sample of Men and in Patients with Ischaemic Heart Disease

Studienfragestellung	Häufigkeit und Verteilung auffälliger Lipoproteinmuster bei Männern im Alter von 30-69 Jahren und bei altersgleichen Patienten mit ischämischer Herzkrankheit in Großbritannien
Federführung	M.C. Stone, Clinical Research Unit, Leigh Infirmary, Leigh, England
Laufzeit	1972
Status	abgeschlossen
Studienart	Querschnittsstudie
Zielpopulation	1) 2800 Patienten einer Arztpraxis, 2) Patienten einer Klinik, die wegen Herzinfarkt (n=109) oder Angina pectoris (n=37) stationär behandelt wurden
Stichprobe	1) Zufallsstichprobe, 2) Vollerhebung
Stichprobengröße	1) 283 Männer, 2) 146 Männer
Design	Vergleich von Lipiden und Lipoproteinen zwischen beiden Gruppen
Intervention	keine
Prüfvariablen/-kriterien	Gesamtcholesterin, Lipoproteinmuster entsprechend der SML-Klassifikation (ß-, Prä-ß-) Lipoproteine, Chylomikronen
Abbruchkriterien	keine
Statistische Methoden	deskriptive Parameter

Ergebnisse

Die Patientengruppe mit ischämischer Herzkrankheit hatte mit 40% wesentlich häufiger auffällige Lipoproteinmuster als die Zufallsstichprobe mit 20%. Die 5 gefundenen abnormalen SML-Muster entsprachen den Fredrickson-Typen IIa, IIb, IV und V. Die Häufigkeitsverteilung dieser Muster unterschied sich nicht zwischen den beiden Patientengruppen. Etwa 55% aller abnormaler Lipoproteinmuster gehörten dem Typ IV an, etwa 31% dem Typ IIa und etwa 12% dem Typ IIb.

Literatur

Stone MC, Dick TBS (1973) Prevalence of hyperlipoproteinaemias in a random sample of men and in patients with ischaemic heart disease. Br Heart J 35:954-961

The Princeton School District Study

Studienfragestellung	Welche Beziehungen gibt es zwischen Nahrungsaufnahme und Plasmalipiden bei Kindern?
Federführung	C.J. Geneck, General Clinical Research Center, Cincinnati General Hospital, Cincinnati, USA
Laufzeit	1978
Status	Teilstudie abgeschlossen
Studienart	Querschnittsstudie
Zielpopulation	Schüler im Alter von 6-19 Jahren
Stichprobe	Auswahlverfahren wurde nicht mitgeteilt
Stichprobengröße	Von 7430 Schülern wurden 1114 zufällig für weitere Untersuchungen ausgewählt. 87% erschienen zur nächsten Untersuchung. Die endgültige Gruppengröße lag bei 492 Jungen und 457 Mädchen.
Design	Demographische Erhebung und Blutentnahme bei Erstuntersuchung, nach 6 Wochen wurden eine 15%ige Zufallsstichprobe und weitere Schüler in Abhängigkeit von Lipidwerten (9%) erneut eingeladen und u.a. einer Ernährungserhebung (24-Stunden-recall) unterzogen.
Ausschlußkriterien	nichtnüchterne Probanden, Schwangere, Frauen mit hormonaler Kontrazeption, Einnahme von Medikamenten, die die Lipide beeinflussen
Abbrüche	keine
Intervention	keine

Prüfvariablen/-kriterien	Nahrungsinhaltsstoffe, Serumcholesterin, LDL-Cholesterin
Statistische Methoden	Varianzanalyse, partielle Korrelationen
Ergebnisse	Es konnten schwache, aber signifikante inverse Korrelationen zwischen P/S-Quotient bzw. Kohlehydrataufnahme und Gesamt- ($r=-0,07$) und LDL-Cholesterin ($r=-0,08$) nachgewiesen werden. Die Nahrungsaufnahme spielte insgesamt zwar eine signifikante, aber nur geringe Rolle in bezug zu den Lipiden.
Literatur	Morrison JA, Larsen R, Geatfelter L, Boggs D, Burton K, Smith C et al. (1980) Nutrient intake: relationship with lipids and lipoproteins in 6-19-year-old children: The Princeton School District Study. Metabolism 29:133-140

Studienfragestellung	Ermittlung der Häufigkeit von Herzinfarkt-Risikofaktoren in der Bevölkerung, Verbesserung der Prädiktion und Früherkennung der koronaren Herzkrankheit durch differenzierte Fettstoffwechseldiagnostik, Ableitung von Empfehlungen zur Primärprävention von Gefäßkrankheiten
Federführung	G. Assmann, Institut für Arterioskleroseforschung und Institut für klinische Chemie und Laboratoriumsmedizin, Westfälische Wilhelms-Universität, Münster, Bundesrepublik Deutschland
Laufzeit	1979-
Status	Zwischenergebnisse
Studienart	prospektiv
Zielpopulation	Betriebsangehörige von Firmen, Mitarbeiter des Öffentlichen Dienstes, n=18403, Alter: 17-65 Jahre, 1/3 Frauen
Stichprobe	Vollerhebung, Teilnahmerate 60%
Stichprobengröße	45 Inzidenzfälle, 14 Herztode, 31 nichttödliche Herzinfarkte, 1591 Kontrollpersonen ohne Herzinfarkt und Schlaganfall
Design	prospektiv
Einschlußkriterien	Männer im Alter von 40-65 Jahren mit einer Beobachtungszeit von mindestens 4 Jahren
Intervention	keine
Prüfvariablen/-kriterien	Inzidenz tödlicher und nichttödlicher Herzinfarkte und Schlaganfälle

112

	Beobachtungszeitraum	mindestens 4 Jahre

Beobachtungszeitraum mindestens 4 Jahre

Statistische Methoden multiple logistische Funktion

Ergebnisse Zwischen Infarktgruppe und den Kontrollpersonen gab es statistisch signifikante Unterschiede in einzelnen Risikofaktoren:

	Herzinfarkt-Gruppe	Kontroll-Gruppe	p
Raucher (%)	66,7	37,8	0,001
HDL-Chol. < 35mg/dl (%)	64,4	19,2	0,001
Cholesterin >260mg/dl (%)	31,1	17,1	0,05
MI in der Familie (%)	28,9	14,4	0,01
Angina pectoris (%)	17,8	6,7	0,001
Diabetes mellitus (%)	11,1	4,8	0,05

Es fanden sich keine signifikanten Unterschiede bzgl. Triglyzeriden, relativem Körpergewicht, LDL-Cholesterin, Harnsäure und Blutdruck. Strategien zur Früherkennung eines Herzinfarktrisikos, die lediglich auf Cholesteringrenzwerten fußen, erscheinen nicht sinnvoll, da dadurch weniger als die Hälfte der Inzidenzfälle zu ermitteln waren. Durch die Einbeziehung des HDL-Cholesterins (Quotient Chol./-HDL-Chol., kombinierte Fettstoffwechseldiagnostik) und durch statistische Methoden (MLF) erhöhte sich der Anteil der voraussagbaren Infarktfälle auf etwa 75%.

Literatur Assmann G, Schulte H (1986) PROCAM-Studie. Panscientia Verlag, Hedingen Zürich

The Puerto Rico Heart Health Program

Studienfragestellung	Welche Beziehungen gibt es zwischen Nahrungsinhaltsstoffen und der 6-Jahres-Inzidenz an koronarer Herzkrankheit?
Federführung	M.R. Garcia-Palmieri, Department of Medicine, University of Puerto Rico
Laufzeit	1965
Status	abgeschlossen
Studienart	prospektiv
Zielpopulation	Bevölkerungsstichprobe (ländlich und städtisch) aus Puerto Rico, nur Männer
Stichprobe	Haus-zu-Haus-Vollerfassung
Stichprobengröße	n = 8218
Einschlußkriterien	Männer ohne koronare Herzkrankheit zu Studienbeginn
Intervention	keine
Prüfvariablen/-kriterien	Nahrungsinhaltsstoffe, Inzidenz an koronarer Herzkrankheit
Beobachtungszeitraum	6 Jahre
Statistische Methoden	multiples logistisches Modell
Ergebnisse	Die Cholesterinaufnahme und das Serumcholesterin waren in der städtischen Bevölkerung höher als in der ländlichen. Jene Männer, die im Beobachtungszeitraum an einer koronaren Herzkrankheit verstarben oder an Infarkt erlitten, hatten ursprünglich eine

niedrigere Aufnahme von Kohlenhydraten und Energie überhaupt. Die multivariate Analyse, die andere koronare Risikofaktoren einbezog, erbrachte eine unabhängige inverse Relation zwischen der Aufnahme von Kohlehydraten aus Gemüse und der Inzidenz an koronarer Herzkrankheit.

Literatur

Garcia-Palmieri MR, Sorlie P, Tillotson J, Costas R, Cordero E, Rodrignez M (1980) Relationship of dietary intake to subsequent coronary heart disease incidence: The Puerto Rico Heart Health Program. Amer J Clin Nutr 33:1818-1827

Studienfragestellung

Die Plasmacholesterinkonzentration korreliert positiv mit der Koronarsterblichkeit; einige Studien konnten negative Beziehungen zur Krebsmortalität zeigen. Wenn diese beiden Beziehungen kausale Mechanismen widerspiegeln, die umkehrbar sind durch eine Lipidsenkung, so könnte der Nutzen einer Lipidreduktion durch den Anstieg der Krebsmortalität kompensiert werden.

Federführung

C.G. Isles, Dumfries and Galloway Royal Infirmary, Dumfries, Schottland

Laufzeit

1972-1986

Status

abgeschlossen

Studienart

Längsschnittstudie

Zielpopulation

Bevölkerung im Alter von 45-64 Jahren in Renfrew und Paisley. Die Beteiligungsrate betrug etwa 79%.

Stichprobengröße

Von 7053 Männern verstarben 1609. Von 8346 Frauen verstarben 1102.

Design

In den Jahren 1972 bis 1976 wurde ein Bevölkerungsscreening in Renfrew und Paisley durchgeführt und nichtnüchterne Serumcholesterinspiegel bestimmt. Bis zum Jahresende 1986 verstarben von den 7053 untersuchten Männern 1609 (653 an koronarer Herzkrankheit, 463 an Krebs) und von den 8346 Frauen 1102 (322 an koronarer Herzkrankheit, 395 an Krebs). Zusätzliche Informationen zur Krebsinzidenz wurden durch das Krebsregister mitgeteilt. Morbiditäts- und Mortalitätsraten wurden nach den Cholesterinquintilen analysiert.

Intervention	keine
Prüfvariablen/-kriterien	Sterblichkeit an Krebs und an koronarer Herzkrankheit, Krebsinzidenz
Beobachtungszeitraum	durchschnittlich 12 Jahre
Statistische Methoden	Standardisierung, Hazard-Modell
Ergebnisse	Es gab keine Beziehung zwischen Gesamtsterblichkeit und Cholesterin. Das war die Folge einer Kompensation der positiven Beziehung zwischen Cholesterin und Koronarsterblichkeit durch die inverse Relation zwischen Cholesterin und der Sterblichkeit aus anderen Gründen. Die inverse Beziehung zwischen Cholesterin und Krebs war bei Männern am ausgeprägtesten für den Lungenkrebs. Diese Beziehung blieb auch nach Altersstandardisierung, Einbeziehung der Krebsinzidenz sowie Ausschluß jener Probanden, die in den ersten 4 Jahren nach dem Screening verstarben, erhalten.
Literatur	Isles CG, Hole DJ, Gillis CR, Hawthorne VM, Lever AF (1989) Plasma cholesterol, coronary heart disease, and cancer in the Renfrew and Paisley survey. Br Med J 298: 920-924

San Antonio Heart Study

Studienfragestellung	Prüfung der Beziehung zwischen Serumlipiden und Kaffeegenuß sowie anderen koffeinhaltigen Getränken
Federführung	S.M. Haffner, Division of Clinical Epidemiology, University of Texas, Health Science Center, San Antonio, USA
Laufzeit	1979-1982
Status	abgeschlossen
Studienart	Querschnittsstudie
Zielpopulation	Einwohner von San Antonio im Alter von 25-64 Jahren (mexikanischer oder englischer Abstammung) aus drei sozioökonomischen Schichten
Stichprobe	Zufallsauswahl bzw. stratifizierte Zufallsauswahl; 1252 Probanden mexikanischer Herkunft, 899 Probanden englischer Herkunft
Stichprobengröße	1228 Frauen, 923 Männer
Design	Nach einem initialen Hausbesuch wurden die Probanden zu einer medizinischen Untersuchung geladen. Die Teilnahmeraten lagen zwischen 61 und 70%. Blut wurde nach 12stündiger Nahrungskarenz entnommen. Der Alkohol- und Kaffeekonsum wurde nach dem Food-Frequency-Fragebogen ermittelt. Zusätzlich wurde ein 24-Stunden-Ernährungsprotokoll erhoben.
Intervention	keine
Prüfvariablen/-kriterien	Aufnahme koffeinhaltiger Getränke, Serumlipide

Statistische Methoden	Kovarianzanalyse, multiple lineare Regression
Ergebnisse	Eine positive korrelative Beziehung konnte zwischen Kaffeegenuß und Gesamtcholesterin bzw. LDL-Cholesterin für beide Geschlechter nachgewiesen werden. Weder Tee- noch Cola-Konsum waren mit der Veränderung der Serumlipide assoziiert. Koffein allein hatte demnach keine direkte Wirkung auf die Lipide. Der Anteil der Energie aus Fetten und die Nahrungs-Cholesterinaufnahme korrelierten bei Männern mit dem Kaffeekonsum. Die Beziehung zwischen Kaffee und Serumcholesterin wird vermutlich durch kovariierende Ernährungsfaktoren mitbeeinflußt, obgleich diese Beziehung nicht annähernd so stringent ist, daß sie die gesamte Beziehung zwischen Kaffee und Cholesterin erklären könnte.
Literatur	Haffner SM, Knapp JA, Stern MP, Hazuda HP, Rosenthal M, Franco LJ (1985) Coffee consumption, diet, and lipids. Am J Epidemiol 122:1-12

The Scottish Heart Health (SHHS) and Scottish MONICA-Studies

Studienfragestellung	Verteilung des Cholesterins in der Bevölkerung in Abhängigkeit vom Alter und vom Geschlecht
Federführung	H. Tunstall-Pedoe, Cardiovascular Epidemiology Unit, Ninewells Hospital and Medical School, Dundee, Schottland
Laufzeit	1985-1986
Status	Teilstudie abgeschlossen
Studienart	Querschnittsstudie
Zielpopulation	SHHS: Aus 20 Bezirken wurden zufällig je 10 Arztpraxen und aus denen zufällig je 450 Männer und Frauen im Alter von 40-59 Jahren ausgewählt. MONICA: Aus 30 Arztpraxen wurden 1600 25- bis 46jährige Männer und Frauen einbezogen.
Stichprobe	Zufallsauswahl in einzelnen Strata
Stichprobengröße	10450 Probanden
Design	multizentrisch
Intervention	keine
Prüfvariablen/-kriterien	Gesamtcholesterin

Ergebnisse

Alter	Gesamtcholesterin (mmol/l)	
	Männer	Frauen
25-34	5,2	5,5
35-44	5,5	6,0
45-54	6,4	6,3
55-64	7,2	6,2

120

Literatur

Tunstall-Pedol H, Smith WCS, Tavendale R (1989) How-often theat high graphs of serum cholesterin. Lancet 1: 540-542

The Second National Health and Nutrition Examination Survey (NHANES II)

Studienfragestellung	Bestimmung der Verteilung des HDL-Cholesterins und seiner Kovariablen in einer repräsentativen USA-Bevölkerungsstichprobe
Federführung	B. Rifkind, Lipid Metabolism-Atherogenesis Branch, National Heart, Lung, and Blood Institute, Bethesda, USA
Laufzeit	1976-1980
Status	abgeschlossen
Studienart	Querschnittsstudie
Zielpopulation	nichtinstitutionalisierte Zivilpersonen der USA einschließlich Alaskas und Hawaiis im Alter von 6 Monaten bis 74 Jahren
Stichprobe	Wahrscheinlichkeitsauswahl
Stichprobengröße	Gesamtstichprobe 17058 Probanden im Alter zwischen 20-74 Jahren; davon wurden 15080 interviewt und 11637 untersucht; HDL-Cholesterin wurde bei 9625 Personen bestimmt.
Design	Die Erhebung bestand aus 2 Komponenten: Haushaltsinterview und Untersuchung mit Interview in einer mobilen Untersuchungseinheit.
Intervention	keine
Prüfvariablen/-kriterien	HDL-Cholesterin, Rasse, hormonale Kontrazeption, Einkommen, Bildung, Quetelet-Index, Alkoholkonsum, Rauchen, physische Aktivität
Statistische Methoden	Korrelationsrechnung, multiple Regression

Ergebnisse

Die altersstandardisierte mittlere HDL-Cholesterin-Konzentration war bei Frauen höher als bei Männern, bei Farbigen höher als bei Weißen – auch nach Stratifizierung bzgl. der untersuchten anderen Einflußfaktoren. Bei Weißen der höchsten Einkommenskategorie trat der höchste HDL-Cholesterinspiegel auf. Alkohol korrelierte positiv, Rauchen und der Quetelet-Index negativ mit dem HDL-Spiegel.

Literatur

Linn S, Fulwood R, Rifkind B, Carroll M, Muesing R, Williams OD, Johnson C (1989) High density lipoprotein cholesterol levels among US adults by selected demographic and socioeconomic variables. Am J Epidemiol 129:281-294

Studienfragestellung	Welchen Einfluß haben familiäre und Ernährungsfaktoren auf den Cholesterinspiegel in der frühen Kindheit? Ändert sich die relative Bedeutsamkeit beider Faktoren während der ersten beiden Lebensjahre und wann beginnt das Tracking?
Federführung	T.J.C. Boulton, Department of Paediatrics, The Adelaide Children's Hospital, North Adelaide, Australien
Laufzeit	1976-1978
Status	abgeschlossen
Studienart	prospektive Studie
Zielpopulation	391 Neugeborene
Stichprobe	Vollerhebung
Stichprobengröße	391 Kinder, 127 Väter und 196 Mütter
Design	391 Neugeborene wurden nach 3 Monaten, nach 6 Monaten (n=325), nach 1 Jahr (n=265) und nach 2 Jahren (n=198) untersucht. Das Serumcholesterin von 127 Vätern und 196 Müttern wurde ebenfalls bestimmt. Die tägliche Ernährung der Kinder wurde, abgesehen von den gestillten Säuglingen ermittelt. Das Auftreten von Herz-Kreislauf-Krankheiten in der Familie wurde ermittelt.
Abbrüche	siehe Design
Intervention	keine
Prüfvariablen/-kriterien	Lipide

124

Beobachtungszeitraum	2 Jahre
Statistische Methoden	multiple Regression
Ergebnisse	Die Cholesterinwerte der Eltern und Kinder korrelierten mit r=0,25. Die Korrelationskoeffizienten nahmen mit dem Alter der Kinder zu. Die Korrelationskoeffizienten zwischen Ernährungsfaktoren und Cholesterin bei Kindern waren mit r=0,15 klein und wesentlich niedriger als jene zu den familiären Einflußgrößen (r=0,4-0,5). Ein Tracking der Cholesterinwerte war nachweisbar (r=0,4) und entsprach einem Korrelationskoeffizienten beim Nabelschnurblutcholesterin von r=0,32.
Literatur	Boulton TJC (1980) Serum cholesterol in early childhood. Act Paediatr Scand 69:441-445

Serum HDL Cholesterol in a High Coronary Risk Population in Eastern Finland

Studienfragestellung	Untersuchung der Einflußfaktoren auf HDL- und Gesamtcholesterin
Federführung	J.T. Salonen, University of Kuopio, Kuopio, Finnland
Laufzeit	1979
Status	abgeschlossen
Studienart	Querschnittsstudie
Zielpopulation	Probanden im Alter von 14-65 Jahren aus zwei östlichen Gebieten Finnlands (Nordkarelien und Kuopio)
Stichprobe	Zufallsstichprobe
Stichprobengröße	939 Männer und 853 Frauen; Beteiligungsraten: 70% bzw. 75%
Design	Querschnittsstudie als Teil des Nord-Karelia-Projektes
Intervention	keine
Prüfvariablen/-kriterien	Gesamt- und HDL-Cholesterin, Ernährung, Alkoholkonsum, Zigarettenrauchen, physische Aktivität
Statistische Methoden	Varianz- und Kovarianzanalyse, multiple lineare Regression
Ergebnisse	Die multiple Bestimmtheit des Gesamtcholesterins durch die untersuchten Einflußgrößen betrug für Männer 21% und für Frauen 28%, für das HDL-Cholesterin allerdings nur 9 bzw. 4%.

Literatur

Salonen JT, Puska P, Tanskanen A, Virtamo J, Tuo-milehto J, Huttunen JK (1983) Serum HDL-chole-sterol in a high coronary risk population in Eastern Finland. Acta Med Scand 213:255-61

Studienfragestellung	Reagieren Hypo- und Hyperresponder auf eine mäßige Cholesterinzufuhr in gleicher Weise, wenn die gleichzeitige Aufnahme von gesättigten Fettsäuren niedriger und von diätetischen Faserstoffen hoch ist?
Federführung	J.D. Edington, Department of Community Medicine and Clinical Biochemistry, University of Qxford, Oxford, England
Status	abgeschlossen
Studienart	Interventionsstudie
Zielpopulation	Patienten mit Hyperlipidämie, normolipämische Freiwillige
Stichprobengröße	10 Probanden mit Hyperlipidämie, 48 Normolipämiker
Design	Fettarme Diät während des gesamten Experimentes; 3 Perioden: 4 Wochen Verzehr von 9 Eiern, 4 Wochen ohne Eierverzehr, 4 Wochen Verzehr von 9 Eiern pro Woche
Einschlußkriterien	Personen, deren Serumcholesterin sich um mindestens 5% änderte nach dem Verzehr von 7 Eiern pro Woche
Abbrüche	1 Patient mit Hyperlipidämie, 5 Kontrollprobanden
Intervention	Diät: 29-33% der Energie aus Fetten, 16% aus Eiweiß und 51-55% aus Kohlenhydraten, P/S: 1,1-1,5; diätetische Faser: 29 g/die; zusätzlich wurde in 4-Wochen-Abständen der Eierverzehr angeordnet.
Prüfvariablen/-kriterien	Lipide

Beobachtungszeitraum	3 Monate
Statistische Methoden	t-Test
Ergebnisse	Gesamt-, LDL- und HDL-Cholesterin unterschieden sich nicht zwischen den 3 experimentellen Perioden. Eine entsprechende Reaktion auf mäßige Cholesterinaufnahme war bei Probanden, die eine fettarme und faserreiche Kost zu sich nahmen, nicht zu erwarten. In solchen Fällen führte die Reduktion der Cholesterinaufnahme unter 400 mg/die zu keiner wesentlichen Serum-Cholesterinsenkung.
Literatur	Edington JD, Geekie M, Carter R, Benfield L, Ball M, Mann J (1989) Serum lipid response to dietary cholesterol in subjects fed a low-fat, high-fiber diet. Amer J Clin Nutr 50: 58-62

Serum Lipoproteins and Coronary Artery Disease

Studienfragestellung	Gibt es einen LDL-Cholesterin-Grenzwert, der Patienten mit koronarer Herzkrankheit von Gesunden trennt oder gibt es eine Kombination von gewissen Serumlipoproteinen, die gleiches leistet? Hat das HDL-Cholesterin eine protektive Wirkung? Gibt es kritische LDL-Konzentrationen, unterhalb derer das Auftreten von koronaren Komplikationen unwahrscheinlich wird?
Federführung	H. Wieland, Medizinische Universitätsklinik, Göttingen, Bundesrepublik Deutschland
Laufzeit	1979
Status	abgeschlossen
Studienart	Querschnittsstudie
Zielpopulation	Männliche Patienten im Alter von 40-60 Jahren, bei denen eine Koronarangiographie durchgeführt wurde und männliche Blutspender im Alter von 18-60 Jahren
Stichprobe	Vollerhebung bei den Patienten mit Koronarangiographie
Stichprobengröße	181 Patienten mit Koronarangiographie, von denen 122 an eine Koronarkrankheit litten; 271 anscheinend gesunde Blutspender
Ausschlußkriterien	Patienten mit frischem (6 Wochen) Myokardinfarkt
Intervention	keine
Prüfvariablen/-kriterien	Lipide und Lipoproteine

Ergebnisse

Die Patientengruppen mit bzw. ohne Koronarkrankheit unterschieden sich in den Konzentrationen des Gesamtcholesterins, des β-Lipoproteins und des Quotienten aus α- und β-Lipoprotein. Es waren keine Unterschiede hinsichtlich der Triglyzeride, der Prä-β-Lipoproteine und des α-Lipoproteins festzustellen. Die Kombination verschiedener Serumlipoproteine zu einem Grenzkriterium führte zu einer Verbesserung der korrekten Klassifikationsrate.

Literatur

Wieland H, Seidel D, Wiegand V, Kreuzer H (1980) Serum lipoproteins and coronary artery disease. Atherosclerosis 36:269-280

The Speedwell Study (Pilote Study)

Studienfragestellung	Prüfung der Beziehungen zwischen Serumlipoproteinen, hämostatischen Faktoren und weiteren Risikofaktoren und der Inzidenz an ischämischer Herzkrankheit. Die organisatorische Durchführbarkeit einer solchen Longitudinalstudie wurde an der vorliegenden Pilotstudie getestet. Beziehungen zwischen Serumlipiden und ischämischer Herzkrankheit wurden anhand einer Querschnittsstudie untersucht.
Federführung	D. Bainton, Avon Area Health Authority, Bristol, England
Laufzeit	1981
Status	Pilotstudie abgeschlossen
Studienart	Die geplante Studie soll prospektiv angelegt werden; bei der durchgeführten handelt es sich um eine Querschnittsstudie
Zielpopulation	45- bis 64jährige Patienten aus 16 Arztpraxen
Stichprobe	Zufallsauswahl von 400 Männern und 100 Frauen
Stichprobengröße	283 Männer, 68 Frauen (Teilnahmerate 85%)
Design	multizentrisch, randomisiert
Intervention	keine
Prüfvariablen/-kriterien	ischämische Herzkrankheit, Lipide
Statistische Methoden	multiple Regression
Ergebnisse	Es ergaben sich keine signifikanten Unterschiede hinsichtlich des mittleren HDLs bei Männern mit bzw. ohne ischämische Herzkrankheiten.

Literatur

Bainton D, Burus-Cox CJ, Elwood PC et al. (1982) Prevalence of ischaemic heart disease and associations with serumlipoproteins in subjects aged 45 to 65 years. Br Heart J 47:483-489

The Stockholm Prospective Study

Studienfragestellung	Untersuchung der Beziehung zwischen Plasmatriglyzeriden, dem Cholesterinspiegel und der Inzidenz ischämischer Herzkrankheit
Federführung	L.A. Carlson, King Gustaf V Research Institute, Karolinska Hospital, Stockholm, Schweden
Laufzeit	1961-1975
Status	Zwischenergebnis
Studienart	prospektiv
Zielpopulation	Klientel eines Gesundheitszentrums, nur Männer
Stichprobe	Vollerhebung bzw. Freiwillige
Stichprobengröße	Von 3486 wurden 297 Männer von der weiteren Analyse ausgeschlossen; 130 erlitten einen Herzinfarkt innerhalb des 14jährigen Beobachtungszeitraums.
Ausschlußkriterien	297 Männer, die bereits zur Erstuntersuchung Symptome einer Herz-Kreislauf-Krankheit oder einer anderen schweren Krankheit aufwiesen
Intervention	keine
Prüfvariablen/-kriterien	tödlicher und nichttödlicher Herzinfarkt
Beobachtungszeitraum	14 Jahre
Statistische Methoden	multiple lineare Regression
Ergebnisse	Abgesehen vom Größen-Gewichts-Index konnten Alter, Blutdruck, Rauchen, Cholesterin und Triglyzeride als unabhängige Risikofaktoren für den Her-

134

zinfarkt bestätigt werden. Im Spektrum dieser Risikofaktoren erwiesen sich die Triglyzeride als bedeutsamer im Vergleich zum Cholesterin. Die Infarkt-Neuerkrankungsraten nahmen mit steigenden Triglyzeridquintilen stärker zu, als im steigenden Cholesterinquintilen.

Literatur

Carlson LA, Böttiger LE, Alsfeldt PE (1980) Risk factors for myocardial infarction in the Stockholm Prospective Study. Acta Med Scand 206:351-360

The Tecumseh Study

Studienfragestellung	Welche Beziehungen bestehen zwischen Lipiden, Ernährungsgewohnheiten und Adipositas?
Federführung	A.B. Nichols, University Hospital, Ann Arbor, USA
Laufzeit	1967-1969
Status	abgeschlossen
Studienart	Querschnittsstudie (die gesamte Studie ist prospektiv angelegt)
Zielpopulation	erwachsene Bewohner von Tecumseh, dritte Untersuchungsserie
Stichprobe	Vollerhebung
Stichprobengröße	4057 Erwachsene
Intervention	keine
Prüfvariablen/-kriterien	Cholesterin, Triglyzeride, Häufigkeit der Aufnahme von bestimmten Nahrungsmitteln bzgl. Fett, Zucker, Stärke, Alkohol, Übergewichtsindex
Beobachtungszeitraum	2 Jahre
Ergebnisse	Serumcholesterin und Triglyzeride korrelierten nicht mit Ernährungsbefunden, aber statistisch signifikant mit der Adipositas.
Literatur	Nichols AB, Ravenscroft C, Lamphierar DE (1976) Independence of serum lipid levels and dietary habits. The Tecumseh Study. JAMA 236:1948-1950

Ten-year Experience of Modified-Fat Diets on Younger Men with Coronary Heart-Disease

Studienfragestellung

Prüfung des Einflusses von zwei verschiedenen fettmodifizierten Diäten auf die Rezidive von Herz-Kreislauf-Komplikationen bei jüngeren männlichen Patienten mit koronarer Herzkrankheit

Federführung

M.L. Bierenbaum, Atherosclerosis Research Group, Montclair, USA

Laufzeit

1962-1972

Status

abgeschlossen

Studienart

Interventionsstudie

Zielpopulation

100 Männer im Alter von 30-54 Jahren mit elektrokardiographisch gesichertem Infarkt; als Kontrollgruppe dienten Patienten mit koronarer Herzkrankheit.

Stichprobe

Die Kontrollgruppe wurde durch eine Matching-Prozedur gebildet.

Stichprobengröße

Je Gruppe wurden 100 Patienten erfaßt.

Design

Der wesentliche Unterschied zwischen Diät- und Kontrollgruppe wurde in der Wirksamkeit eines Diätprogrammes gesehen, deren Auswirkung schließlich auf Endpunkte nach 10 Jahren beurteilt wurde. Der ursprüngliche Studienplan sah eine Untergruppierung in Abhängigkeit von der Zufuhr gesättigter Fettsäuren vor. Diese Differenzierung wurde später aufgehoben.

Einschlußkriterien

Myokardinfarkt (Diätgruppe), koronare Herzkrankheit (Kontrollgruppe)

Abbrüche	keine
Intervention	Diät: 28% der Energieaufnahme entstammen Fetten; Reduktionskost bei 73 übergewichtigen Patienten
Prüfvariablen/-kriterien	Gesamtsterblichkeit, Reinfarkt
Beobachtungszeiten	10 Jahre
Statistische Methoden	Sterbetafel-Methode
Ergebnisse	In der Diätgruppe wurde das Cholesterin signifikant gesenkt und nach 10 Jahren eine um 17% höhere Überlebensrate beobachtet.
Literatur	Bierenbaum ML, Fleischmann AJ, Raichelson RJ, Hayton T, Watson PB (1973) Ten year experience of modified-fat diets on younger men with coronary heart disease. Lancet 1:1404-1407

The Tromsø Heart Study

Studienfragestellung	Welche Beziehungen bestehen zwischen der Ernährung und Gesamtcholesterin, HDL-Cholesterin sowie Triglyzeriden?
Federführung	B.K. Jacobsen, Institute of Community Medicine, University of Tromsø, Tromsø, Norwegen
Laufzeit	1979-1980
Status	Teilstudie abgeschlossen
Studienart	Querschnittsstudie, zweite Herz-Kreislauf-Bevölkerungsuntersuchung in Tromsø
Zielpopulation	Männer und Frauen im Alter von 20-54 bzw. 20-49 Jahren aus Tromsø; 21329 Personen wurden eingeladen, 16621 nahmen am Screening teil.
Stichprobe	Vollerhebung
Stichprobengröße	Von 6647 Männern und 6297 Frauen lagen Lipid- und Ernährungsbefunde vor.
Design	Nach dem Screening wurde den Teilnehmern u.a. ein Ernährungsfragebogen zugesandt, dessen Ergebnisse mit den Lipidbefunden in Beziehung gesetzt wurden.
Abbrüche	keine
Intervention	keine
Prüfvariablen/-kriterien	Nahrungsinhaltsstoffe, Gesamtcholesterin, HDL-Cholesterin, Triglyzeride
Ergebnisse	Mit Cholesterin korrelierten positiv Kaffeekonsum, Verzehr von Butter und negativ Brotverzehr. HDL-

139

Cholesterin war unabhängig von den Ernährungskomponenten. Der häufige Verzehr von fettarmer Milch und von Fisch korrelierte mit niedrigem Triglyzeridspiegel.

Literatur

Jacobsen BK, Thelle DS (1987) The Tromsø Heart Study: food habits, serum total cholesterol, HDL-cholesterol, and triglycerides. Am J Epidemiol 125:622-630

The Western Electric Study

Studienfragestellung	Hat das Nahrungscholesterin einen vom Serumcholesterin unabhängigen Einfluß auf das koronare Risiko?
Federführung	R.B. Shekelle, School of Public Health, University of Texas, Houston, USA
Laufzeit	1957-1983
Status	Teilstudie abgeschlossen
Studienart	prospektive Studie
Zielpopulation	5397 Männer im Alter von 40-55 Jahren, die mindestens 2 Jahre bei der Western Electric Company gearbeitet hatten
Stichprobe	Von Oktober 1957 bis Dezember 1958 wurden 2107 Männer untersucht.
Stichprobengröße	Von den 2107 untersuchten Männern erfüllten 1824 Männer die Einschlußkriterien.
Design	prospektiv
Ausschlußkriterien	ischämische Herzkrankheit zur Erstuntersuchung (n=44), fehlende Ernährungserhebung zur Erstuntersuchung (n=127), Alkoholkonsum von mehr als 50 ml/die, fehlende Werte
Intervention	keine
Prüfvariablen/-kriterien	Sterblichkeit an ischämischer Herzkrankheit und an Herz-Kreislauf-Erkrankungen
Beobachtungszeiten	25 Jahre

Statistische Methoden	Hazard-Regressionsanalyse
Ergebnisse	Nach Ausschaltung der Wirkung anderer koronarer Risokofaktoren einschließlich des Serumcholesterins wurde ein relatives Risiko für die Herz-Kreislauf-Sterblichkeit beim Vergleich der 1. und 5. Quintile der Nahrungscholesterinaufnahme von 1,46 berechnet. Der Effekt des Nahrungscholesterins war unabhängig von der Höhe des Serumcholesterins.
Literatur	Shekelle RB, Stamler J (1989) Dietary cholesterol and ischaemic heart disease. Lancet 1:1177-1178

WHO Cooperative Trial on Primary Prevention of Ischemic Heart Disease with Clofibrate to Lower Serum Cholesterol

Studienfragestellung   Prüfung des Effektes der Senkung erhöhter Cholesterinwerte auf die Inzidenz der ischämischen Herzkrankheit bei Männern mittleren Alters

Federführung   I. Gyarfas, Hungarian Institute of Cardiology, Budapest, Ungarn

Laufzeit   1965-1982

Status   abgeschlossen

Studienart   Interventionsstudie

Zielpopulation   Gesunde Männer im Alter von 30-59 Jahren (Freiwillige) aus 3 Zentren: Edinburgh, Budapest, Prag

Stichprobe   Auswahl von 15745 Männern (Blutspender, Wählerlisten, Screeninglisten für Tbc, öffentliche Bekanntmachung)

Stichprobengröße   Clofibrat-Gruppe: 5331/3586;
Hoch-Cholesterin-Kontrollgruppe: 5296/3608;
Niedrig-Cholesterin-Kontrollgruppe: 5118/3509;
im Beobachtungszeitraum verstarben 1788 Männer.

Design   Entsprechend den Tertilen der Cholesterinausgangswertverteilung wurden 3 Gruppen gebildet, die wiederum wie folgt unterteilt wurden: Oberste Tertile: Gruppe I: Verordnung von 1,6 g/die Clofibrat; die zweite Hälfte diente als Kontrollgruppe (Gruppe II); die unterste Tertile (Gruppe III): eine 50%ige Zufallsstichprobe erhält ebenfalls Olivenölkapseln als Plazebo; multizentrisch, doppelblind, plazebo-kontrollierte klinische Studie; die Tabletten wurden 5 Jahre lang eingenommen.

Ausschlußkriterien	Myokardinfarkt in der Anamnese, Herzkrankheiten, Hypertonie, medikamentös behandelter Diabetes mellitus, chronische Erkrankungen mit schlechter Prognose, Antikoagulanzieneinnahme
Abbrüche	Gruppe I: 388 wegen medizinischer Gründe, 1246 wegen anderer Gründe, Gruppe II: 582 wegen medizinischer Gründe, 1188 wegen anderer Gründe, Gruppe III: 390 wegen medizinischer Gründe, 1256 wegen anderer Gründe
Abbruchkriterien	Myokardinfarkt, Hypertonie (bis 1973), Herzkrankheiten, Diabetes mellitus, Kontraindikationen für Medikamenteneinnahme (Nebenwirkungen, Leber- und Nierenerkrankungen)
Intervention	Untersuchung alle 6 Monate (in den ersten 2 Jahren), danach jährlich, zusätzlich Kontaktaufnahme alle 6 Monate; Verordnung von 1,6 g/die Clofibrat oder Olivenölkapseln, keine Ernährungsempfehlungen oder andere präventive Hinweise; die Behandlungszeit dauerte im Mittel 5,3 Jahre an
Prüfvariablen/-kriterien	Gesamtsterblichkeit, todesursachen-spezifische Sterblichkeit
Beobachtungszeitraum	im Mittel 13,2 Jahre; 5,3 Jahre unter Behandlung; 7,9 Jahre nach Behandlung
Statistische Methoden	Sterbetafel-Methode, Log-Rang-Test, Altersstandardisierung
Ergebnisse	Eine Cholesterin-Reduktion von knapp 9% konnte in der Behandlungsgruppe erreicht werden. Die IHK-Inzidenz war in der Behandlungsgruppe 20% niedriger als in der Hoch-Cholesteringruppe; diese Reduktion wurde auf die 25%ige Senkung der nichtfatalen Herzinfarkte zurückgeführt. Die Zahl der fatalen Herzinfarkte blieb gleich. In der Clofibratgruppe kam es zu einer Exzeßmortalität von 70 Todesfällen (11%). Während der Behandlung war die Exzeßmortalität wesentlich größer als nach der Behandlungsphase (47% zu 5%) und setzte sich nach Behandlungsabbruch nicht fort. Die Ursachen für den Mortalitätsexzeß während der Behandlungsphase blieben nach wie vor ungeklärt. Insgesamt wurde

144

u.a. deshalb der Einsatz von Clofibrat für präventive
Zwecke nicht empfohlen.

Literatur

Report of the Committee of Principal Investigators
(1984) WHO Cooperative Trial on Primary Prevention of Ischaemic Heart Disease with Clofibrate to
Lower Serum Cholesterol: final mortality follow-up.
Lancet 2: 600-604

The Yugoslavia Cardiovascular Disease Study

Studienfragestellung	Untersuchung der Beziehung zwischen Cholesterin und Sterblichkeit
Federführung	D. Kozarevic, Institute of Chronic Disease and Gerontology, Belgrad, Jugoslawien
Laufzeit	1964-1972
Status	abgeschlossen
Studienart	prospektive Studie
Zielpopulation	männliche Bewohner zweier Gemeinden im Alter von 35-62 Jahren
Stichprobe	Vollerhebung
Stichprobengröße	11121 Männer nahmen an der ersten Untersuchung teil.
Intervention	keine
Prüfvariablen/-kriterien	Cholesterin, Gesamtsterblichkeit
Beobachtungszeitraum	7 Jahre
Statistische Methoden	logistisches Modell
Ergebnisse	Serumcholesterin korrelierte negativ mit der Sterblichkeit, auch nach Standardisierung für andere koronare Risikofaktoren. Das könnte zurückgeführt werden auf das Verhältnis Cholesterin – Krebssterblichkeit bzw. Cholesterin – Sterblichkeit an respiratorischen Erkrankungen. Wie erwartet, korrelierte Cholesterin und Inzidenz an koronarer Herzkrankheit positiv.

Literatur

Kozarevic D, McGee D, Vojvodic N, Gordon T, Racic Z, Zukel W, Dawber T (1981) Serum cholesterol and mortality. Am J Epidemiol 114:21-28

Personenregister

Sachregister